AF397062

Tc⁹⁶

LES REGLES ET PRÉCEPTES

DE SANTÉ,

DE PLUTARQUE.

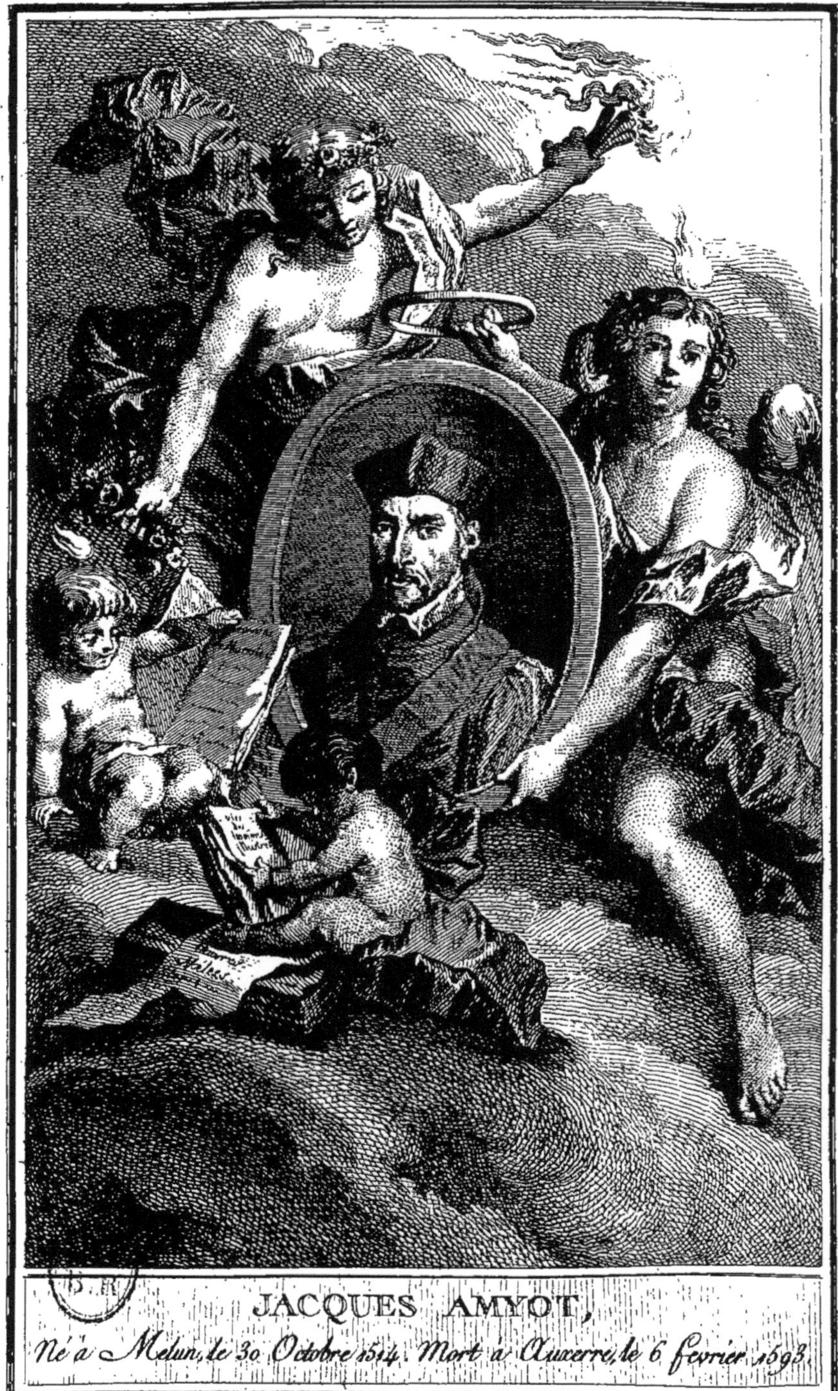

JACQUES AMYOT,

Né à Melun, le 30 Octobre 1514. Mort à Auxerre, le 6 février 1593.

LES REGLES ET PRÉCEPTES

DE SANTÉ,

DE PLUTARQUE,

Traduits du Grec par JACQUES AMYOT, *Grand-Aumônier de France;*

AVEC DES NOTES ET DES OBSERVATIONS de M. l'Abbé BROTIER, *Neveu.*

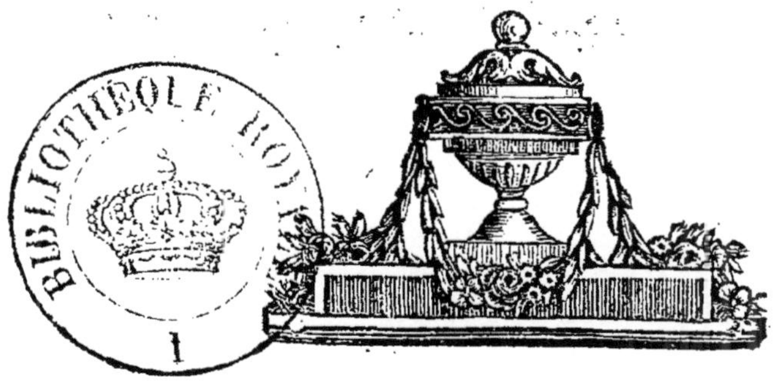

A PARIS,

Chez JEAN-BAPTISTE CUSSAC, Libraire, rue & carrefour S. Benoît, vis-à-vis la rue Taranne.

M. DCC. LXXXV.

AVEC APPROBATION, ET PRIVILÉGE DU ROI.

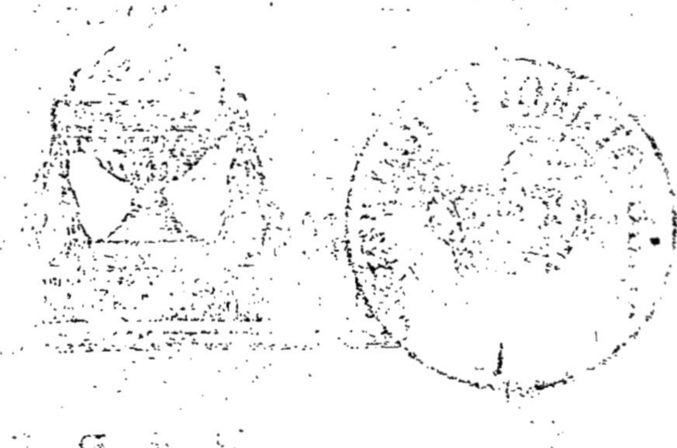

A MONSIEUR

LE COMTE DE BERTHOU

DE LA VIOLAYE,

Ancien Capitaine au Régiment du Roi, Infanterie, Chevalier de l'Ordre Royal & Militaire de S. Louis, ancien Président, par élection, de l'Ordre de la Noblesse aux États de Bretagne, assemblés à Rennes le 28 Octobre 1782.

JE desire, MONSIEUR LE COMTE, que vous preniez quelque plaisir à lire ces REGLES ET PRÉCEPTES DE SANTÉ, que nous devons au génie observateur de Plutarque. Je croirois avoir atteint au dernier degré de ma reconnoissance pour toutes les marques d'amitié dont vous ne cessez de me combler, si cette lecture pouvoit vous engager à ménager des jours précieux à vos Amis, & à la Famille la plus chérie & la plus digne de l'être; si, sur-tout, elle contribuoit à vous faire jouir long-temps, au milieu de vos Compatriotes, des avantages que votre constance, votre activité & votre amour pour le bien ont procurés à votre Province. Je n'ai cependant pas prétendu, en vous offrant ce petit Traité, vous rien apprendre de nouveau sur un art qui vous est en quelque sorte familier, & dont vous faites l'application la plus heureuse dans vos terres, où tous vos momens sont employés au soulagement des infirmes & des malheureux : je n'ai eu d'autre intention que de vous donner un témoignage public de l'estime & de l'attachement avec lesquels j'ai l'honneur d'être,

MONSIEUR LE COMTE,

Votre très-humble & très-obéissant serviteur, BROTIER, Neveu.

AVERTISSEMENT

SUR LE TRAITÉ DE LA SANTÉ.

LES regles & préceptes de santé que
Plutarque a réunis dans ce petit Traité,
font un monument de l'étendue de fes
connoiffances dans tous les genres. On ne
pourra lire cet ouvrage fans en retirer les
avantages les plus précieux : on y verra
tout ce que la fanté nous procure de biens
& de plaifirs ; & on y apprendra les vrais
moyens de la conferver. L'auteur philofophe & ami de l'humanité y parle à fes
femblables avec ce ton fimple & perfuafif
qui, embelli des graces naïves du langage
d'Amyot, fait goûter & aimer le bien.
Ses préceptes d'ailleurs font fimples, puifés
dans la nature & exempts de toutes ces formules pharmaceutiques qui chargent nos
livres de médecine, & les font tomber des
mains de ceux qui entreprennent de les lire.

On peut donc regarder cet opufcule
comme un excellent traité d'Hygiène : on
y a multiplié les notes, pour qu'on n'ait
rien à defirer du côté de la clarté du
texte : les obfervations y font fort étendues,

parce qu'on a cru qu'il étoit essentiel de faire appercevoir les erreurs, quoiqu'en très-petit nombre, échappées à Plutarque, & les vérités que le temps & l'expérience nous ont fait découvrir depuis cet excellent observateur. Ces observations sont toutes dues à M. F. N. Simonnet, Régent de la Faculté de Médecine de Paris. Il a bien voulu en enrichir cette nouvelle édition, où l'on s'est particulierement proposé de mériter la confiance du public, & de concourir à son utilité.

SOMMAIRE

SOMMAIRE

A

s'occupent plus de la préparation de leur mêts, que de connoître l'influence de l'air & des saisons. LVIII. Soins de l'avarice, indignes des gens d'honneur. LIX. Danger de se livrer trop à l'étude. LX. Accord harmonieux & nécessaire entre le corps & l'ame.

LES REGLES

LES REGLES

ET PRECEPTES DE SANTÉ,

EN FORME DE DEVIS.

Les personnages qui parlent en ce devis,
Moschion & Zeuxippus.

Moschion. Tu destournas doncques hier, amy Zeuxippus, le medecin Glaucus, qui ne demandoit qu'à conferer & communiquer avec vous [1].

II. Zeuxippus. Je ne l'en destournay point, amy Moschion, ne jamais il n'eut volonté de ce faire : mais je fuy ce que je craignois, c'estoit de luy donner occasion & prise de s'attacher [2] à moy, sçachant bien qu'il ne demandoit autre chose : car en la medecine [3], comme dit Homere,

Il vault tout seul autant que plusieurs autres [4] :

---

[1] Grec : qui ne demandoit qu'à conférer avec vous sur des sujets de philosophie.

[2] De disputer.

[3] Il faudroit lire : en la medecine, à la vérité.

[4] Iliade XI, 514. Homère parle en cet endroit de Machaon, fils d'Esculape & d'Arsinoë, fameux médecin qui suivit les Grecs à la guerre de Troie.

mais quant à la philosophie, il ne luy veut point
de bien, ains a tousjours quelques aspres &
fascheuses paroles à dire contre elle, mesmement lors que je le voyois venir droit à l'encontre de nous, cryant de tout loing à haute
voix, que nous avions entrepris un grand cas,
& qui n'estoit gueres honeste : c'est, que nous
avions rompu les confins, & par maniere de
dire, levé les bornes des sciences, en discourant
de la maniere de vivre sainement. Car les confins, disoit il, des medecins & des philosophes,
comme lon dit en commun proverbe, des
Phrygiens & des Mysiens, sont separez [1] : &
davantage [2] il avoit en la bouche quelques propos, que nous avions tenus par maniere de passetemps seulement, qui n'estoient pourtant pas inutiles, lesquels il alloit deschirant & reprenant.

III. Moschion. Et je serois bien aise d'entendre & ces propos là dont il se mocquoit,
& les autres que vous eustes sur ce subject là,
s'il te venoit à gré de me les dire.

IV. Zeuxippus. Je le croy certainement,
Moschion, pour ce que tu ès naturellement
enclin à la philosophie, & ne treuves pas bon

---

[1] Il faut lire : car les confins, disoit-il, des medecins & des philosophes, sont aussi distincts que ceux (comme l'on dit en commun proverbe) des Phrygiens & des Mysiens. Voyez les Observations.

[2] Et de plus il avoit....

qu'un philofophe n'aime la medecine, te fem-
blant eftrange qu'il eftime luy eftre plus convenable qu'on le voye eftudiant en la geometrie,
en la dialectique, ou en la mufique, que d'enquerir & d'appendre,

Ce qu'il y a de bien ou mal chez luy :

c'eft à dire, dedans fon corps. Et toutefois vous
voiez ordinairement, qu'il y a plus grand nombre de fpectateurs aux theatres , là où lon
diftribue quelque piece d'argent à ceux qui s'y
affemblent pour voir l'esbattement des jeux,
ainfi que lon fait à Athenes [1], qu'il n'y en a aux
autres : & [2] la medecine eft une des fciences
liberales, en laquelle il n'y a pas moins de beauté,
de fubtilité, & de plaifir, qu'en autre quelle
qu'elle foit : mais outre cela, encore paye elle
à ceux qui l'aiment une grande diftribution pour
leur falaire, qui eft la confervation de leur vie,
& de leur fanté [3] : pourtant ne fault il pas accufer
les philofophes qui difcourent des chofes faines,
& mal faines, d'avoir oultre paffé leurs confins,

[1] Périclès, dans la vue de fe concilier l'efprit du peuple, donna une loi qui autorifoit chaque citoyen d'Athènes préfent aux délibérations fur des affaires d'état, ou même aux jeux & aux fpectacles, de fe faire payer par le tréfor public un modique droit de préfence. Voyez Plutarque, T. II. des Vies, dans celle de Périclès, ch. 16, p. 195 & 196. Voyez auffi l'ouvrage Anglais de Montagu, of the rife and fall of ancient Republicks, p. 136.

[2] Lifez : or la. . .

[3] Voyez les Obfervations.

ains plus toſt les faudroit il blaſmer , s'ils ne levoient & oſtoient entierement ces bornes , pour labourer comme en un champ commun avec les medecins , à la contemplation des choſes belles & honeſtes , enquerans par leurs diſcours ce qui eſt enſemble , & plaiſant à entendre , & neceſ-faire à ſçavoir.

V. MOSCHION. Mais laiſſons là le medecin Glaucus , je te prie Zeuxippus , qui pour ſa gravité veult qu'on l'eſtime accomply de tout poinct, ſans avoir aucun beſoin de la philoſophie, & me raconte tous les propos que vous euſtes, meſmement ceux là les premiers , s'il te plaiſt, que tu avois dit en jouant, & non pas trop à certes [1] , que Glaucus alloit reprenant.

VI. ZEUXIPPUS. Je le veux bien. Ce noſtre amy [2] doncques diſoit avoir ouy dire à quelqu'un, que avoir tousjours les mains chaudes , & ne les laiſſer pas refroidir , eſtoit choſe grandement utile à la ſanté [3] : & au contraire, que d'avoir ordinairement les extremitez froides , chaſſoit la chaleur au dedans du corps, & nous apportoit comme une accouſtumance, & une uſance à la fiebvre [4] : mais que la tourner au dehors, &

---

[1] Par maniere d'amuſement... fut interrompu par Glaucus.

[2] Zeuxippus rapporte ici la converſation qu'il avoit la veille avec un de ſes amis, lorſqu'il

[3] Voyez les Obſervations.

[4] *Ibid.*

tirer avec la chaleur la matiere d'icelle , & la
diſtribuer egalement par tout le corps , eſtoit
choſe ſaine , comme nous voyons qu'en beſong-
nant des mains , & en faiſant quelque ouvrage ,
le mouvement nous y fait venir & y maintient
la chaleur : mais ſi nous n'avons de telle beſongne
à faire , qu'il [1] ne fault pas pourtant recevoir
la foideur aux extremitez du corps : voylà l'un
des poinɛts dont il ſe rioit & mocquoit.

VII. Le ſecond fut , à mon advis [2], touchant
les viandes [3] que lon donne aux malades , qu'il
conſeilloit qu'en ſanté meſme on en gouſtaſt un
petit par intervalle de temps , pour s'y accouſtumer , à fin que lon ne les euſt point en horreur ,
comme font les petits enfans , & que lon ne
haïſt point celle maniere de vivre , ains que
lon là ſe rendiſt peu à peu familiere , à fin que
quand il adviendroit que lon ſeroit malade ,
on n'euſt pas à contrecœur ces viandes là ,
comme ſi c'eſtoyent drogues medicinales , &
que nous ne nous faſchiſſions point de manger
quelquefois d'une ſeule viande ſimple , ſans
ſaulſe ne roſty [4] : à ceſte cauſe vouloit il que
lon ne trouvaſt point eſtrange , de venir quel-

---

[1] Il diſoit qu'il. . . .

[2] Autant qu'il m'en ſouvient...

[3] Grec : touchant les alimens
que l'on...Voyez les Obſervations.

[4] Grec : & que nous ne nous
fâchiſſions point de manger des
mêts ſimples , ſans aſſaiſonne-
ment & ſans haut-goût.

quefois à la table sans s'estre premierement baigné ou estuvé, ny de boire de l'eau quand il y auroit du vin, ny de boire chaud en esté, quand bien il y auroit de la neige, prouveu que lon ne feist point ces abstinences là par ambitieuse ostentation de vaine gloire, & pour s'en vanter [1] après, ains à part, sans en mot dire, & pour accoustumer peu à peu nostre appetit à obeir facilement à la raison, & à ce qui est utile, en ostant de loing à nostre ame ceste mignardise delicate, de se plaindre trop ès maladies, & regretter les grands plaisirs, & agreables voluptez, qu'elle souloit avoir au lieu de la basse & estroitte regle de vivre, à laquelle elle se voit reduitte. « Car il ne fut jamais mal » dit, Choisy la vie la meilleure qui soit, & » l'accoustumance te la rendra plaisante [2] » : ce qui à l'espreuve se trouvera utile en toutes choses, mais principalement quant aux traittemens de la personne [3], en s'accoustumant à

---

[1] Tous les jours on en voit se couvrir de ridicule par une sotte vanité, qui n'est, dit Théophraste, qu'une passion inquiéte de se faire valoir par les plus petites choses, ou de chercher dans les sujets les plus frivoles, du nom & de la distinction.

[2] M. l'abbé Ricard traduit ainsi cette maxime : Choisissez le meilleur genre de vie, *agréable* ou *non*, & l'habitude vous le rendra doux. Ces mots, *agréable ou non*, ajoutés au texte, font un développement nécessaire à la pensée de Plutarque, comme le remarque très bien ce nouveau traducteur des Morales de Plutarque, T. II, p. 92.

[3] Lisez : mais principalement quant aux différens régimes...

ceulx qui font les plus falubres, on les rend plus familiers, plus amis, & plus cogneuz à noftre nature, fe ramenant en la memoire, ce que font & que difent les autres en leurs maladies, comment ils fe courroucent, & fe tourmentent quand on leur prefente à boire de l'eau chaude, ou quelque chaudeau [1] à humer, ou du pain fec, comment ils appellent cela fafcheufe & mauplaifante viande, & fafcheux & importuns ceulx qui les veulent contraindre d'en prendre. Il y en a eu plufieurs que le baing a fait mourir, qui n'avoient pas grand mal du commencement, finon qu'ils ne pouvoient boire ny manger que premierement ils ne fe fuffent baignez, & lavez en l'eftuve : entre lefquels a efté l'empereur Titus, ainfi que tefmoignent ceux qui le panferent en fa maladie [2].

VIII. Il fut dit auffi, que tousjours les plus

---

[1] Efpece de bouillon chaud différemment apprêté : on en donnoit aux nouvelles accouchées fait avec du lait bouilli, du fucre, des jaunes d'œufs & de la canelle.

[2] Voyez fur la mort de cet empereur, l'Append. Chronol. dans la nouv. édit. in-4° de Tacite, T. IV, p. 449 & 450. On y lira qu'à la vérité la fanté de Tite affoiblie par un trop fréquent ufage des bains, dépériffoit à vue d'œil ; & que touché de la trifte condition du genre humain, ou même de la fienne en particulier, on le vit répandre des larmes abondantes la derniere fois qu'il parut au fpectacle : mais le cruel Domitien, jaloux de régner, augmenta le mal, fous prétexte de le foulager ; il fit mettre & abandonner Tite dans un bain rempli de neige.

simples viandes, & qui couftent le moins, font les plus falubres au corps, & que fur tout il fe falloit bien donner garde de repletion [1], d'yvrong-nerie, & de volupté, mefmement quand on fent approcher une fefte, où lon a accouftumé de faire grand'chere, ou bien que lon doit faire un bancquet à fes amis, ou que lon attent quelque feftin de roy, ou de prince, là où on eft contrainct de boire d'autant à fon tour, que lon ne l'ofe refufer, à fin que lors que lon eft encore en beau temps & ferein, on prepare fon corps de bonne heure, pour le rendre plus gaillard, & plus difpos contre le vent & la tempefte qui le menaffe [2] : car il eft bien difficile en telles affemblées & feftes de fei-gneurs & d'amis, de fe maintenir en une mediocrité, & accouftumée fobrieté, que lon ne foit trouvé fafcheux, malplaifant & ennuyeux à toute la compagnie.

IX. A fin doncques que lon ne mette point feu fur feu [3], repletion fur repletion, & vin fur vin, il feroit bon d'imiter & enfuyvre à

---

[1] Voyez les Obfervations.

[2] Vitellius bien loin de fuivre un confeil auffi fage, ne confultant au contraire que fon goût pour toutes fortes d'excès, fe faifoit inviter chez plufieurs per-fonnes, quoique réguliérement il prît chaque jour chez lui fes trois ou quatre repas. Il fuffifoit à tous par l'habitude & la facilité qu'il avoit de vomir. *Sueton. in Vitell.* XIII.

[3] Le grec ajoute : fuivant le proverbe.

bon efciant le tour que jadis le roy Philippus
feit par jeu, qui fut tel : Il y eut quelqu'un
qui le convia, comme il eftoit par les champs,
de venir foupper chez luy, penfant qu'il y deuft
venir avec petite compagnie : mais le voiant
venir avec une grande fuitte, fçachant qu'il
avoit fait apprefter pour peu de gens, il en
eftoit tout troublé : dequoy Philippus s'eftant
apperçeu, envoya foubs main dire à tous ceux
qu'il avoit amenez, qu'ilz gardaffent lieu à la
tourte : eulx le croyans, & l'attendans toufjours,
efpargnerent les viandes qui leur furent pre-
fentées, de maniere qu'elles fuffirent largement
à toute la compagnie. Ainfi fe fault il devant
preparer, quand on fe doit trouver à ces affemblées là, où il fault par force boire d'autant à
tour de rolle, & garder lieu en noftre corps &
pour viande & pour paftifferie, voire & pour
yvrongnerie, & y apporter noftre appetit tout
frais & bien deliberé.

X. Mais fi d'adventure quelques telles con-
trainctes, nous furprennent encore tous pleins
& mal difpofez, pour avoir ja trop beu & trop
mangé : eftans quelques feigneurs arrivez foudainement, ou quelques uns de nos amis furvenus
à l'improuveu, & que nous foyons forcez par
honte [1], de nous trouver en compagnie d'autres

[1] Décence.

qui feront bien difpos & preparez à boire : alors fe faudra il bien bander & armer contre la mauvaife honte, qui eft caufe de tant de maulx aux hommes, en luy mettant à l'encontre ces vers que dit le roy Creon en une tragedie d'Euripide :

> Il me vault mieulx maintenant te defplaire,
> Amy paffant, que pour te vouloir plaire,
> En me laiffant aller trop mollement,
> Me repentir après amerement [1].

Car de s'aller jetter en une pleurefie, ou en une phrenefie pour crainte d'eftre tenu & reputé lourdault & incivil, c'eft faire du lourdault à bon efciant, & de l'homme de mauvais jugement, qui n'a pas la grace ny la parole pour entretenir la compagnie, fans yvrongner & gourmander [2], car le refus mefme, s'il eft fait dextrement & de bonne grace, ne fera point moins agreable à la compagnie, que le boire d'autant à tour de rolle. Et fi celuy mefme qui fait le feftin s'abftient [3] de boire & de manger, encore qu'il foit à la table (comme quand on fait un facrifice, dont lon ne tafte point) entretenant au demourant la compagnie avec un bon vifage & une bonne chere, difant tousjours de [4] luy mefme quelque mot pour rire, il resjouira

---

[1] Med. 190.
[2] Manger avec excès.

[3] Grec : & fi quelqu'un s'abftient.
[4] Sur.

& contentera plus la compagnie que celuy qui s'enyvreroit & gourmanderoit [1] jufques au crever avec eulx.

XI. Il [2] feit mention à ce propos de quelques exemples anciens, comme d'Alexandre le grand entre autres, qui eut honte de refufer Medius l'un de fes capitaines, qui le convia d'aller foupper chez luy, après avoir desjà bien beu ailleurs, & qui le remeit à boire, encore mieulx que devant, dont il mourut [3] : & de noftre temps un puiffant luicteur nommé Rigulus, que l'empereur Titus un jour de bon matin envoya querir pour fe baigner & eftuver avec luy, il y vint, & après s'eftre lavé beut un coup tel, que l'apoplexie le furprit incontinent, de maniere qu'il en tomba mort foudainement [4].

---

[1] Mangeroit.

[2] Grec : ce même anii... Voyez la note, ch. 6.

[3] On lit dans Athénée, X. 9, que le vafe qu'Alexandre entreprit de boire en ce repas, contenoit deux conges, (près de 24 l. pefant) de liqueur. Ce Médius, dont il eft ici queftion, eftoit, pour me fervir des expreffions d'Amyot, comme le maiftre & le chef du trouppeau de tous les flatteurs qui eftoient en la cour d'Alexandre, & c'eft lui qui enfeignoit qu'on ne devoit point craindre de mordre avec force calomnies : car, encore, difoit-il, « que celuy qui aura efté mordu » guariffe de la playe, la cicatrice » pour le moins en demeure ». Morales de Plutarque, T. I, p. 314, Traité de la maniere de diftinguer le flatteur d'avec l'amy, ch. XLII.

[4] Après de tels exemples on conçoit aifément la néceffité de recourir aux bons propos, plutôt que de fe charger l'eftomach en mangeant ou buvant par une mauvaife honte qui exerce fon cruel empire, fur-tout dans les tables de province : c'eft pour cela

XII. Noftre medecin Glaucus fe mocquoit de tous ces propos là, les appellant difcours de maiftres d'efchole : ne fe fouciant pas gueres au demourant d'en ouïr plus avant, ny nous auffi n'ayans pas grande envie de luy en dire davantage, pource qu'il ne s'arreftoit pas à confiderer plus avant un chafcun d'iceulx.

XIII. Mais au demourant Socrates, qui le premier nous a defendu de manger des viandes qui nous convient à manger, encore que nous n'ayons point de faim, ny de boire breuvages qui nous facent boire, encore que nous n'ayons point de foif, ne nous defendoit pas fimplement d'en ufer, ains nous enfeignoit d'en ufer feulement lors que nous en aurions befoing, en joignant la volupté d'icelles avec la neceffité [1], comme

que M. de S. Evremond, fuivant le confeil de Plutarque, mandoit au comte d'Olonne, exilé de la cour : « Si une néceffité indifpenfable vous fait dîner avec quelques uns de vos voifins, que leur argent ou leur adreffe aura fauvé de l'arriere-ban, loüez le lievre, le cerf, le chevreuil, le fanglier, & n'en mangez point ». Œuvres véritables de S. Evremond. Londres, 1706, T. III, p. 61.

[1] M. de S. Evremond, *ib.* p. 62 & 63, é tend ainfi ce fage confeil de Socrates, « Que la nature nous invite à boire & à manger par une difpofition fecrete, qui fe fait légérement fentir, & ne nous y preffe pas par le befoin. Où il n'y a point d'appétit, la plus faine nourriture eft capable de nous nuire, & la plus agréable de nous dégoûter : où il y a de la faim, la néceffité de manger eft une efpèce de mal qui en caufe un autre après le repas, pour avoir fait manger plus qu'il ne faut. L'appétit donne de l'exercice à notre chaleur na-

font

font ceux qui emploient les deniers publiques, qui paravant se souloient despendre à faire des jeux, à la soude [1] & entretenement des gens de guerre : car le doulx, tant comme il est partie du nourrissant, est fort propre & amy familier à la nature, & fault pendant que lon a encore faim, jouïr & user des aliments necessaires, comme plaisans, non pas se provocquer & susciter à part de nouveaux appetits extraordinaires, après que lon a ressasié les communs & ordinaires. Car ainsi comme à Socrates mesme le danser estoit un exercice & si le delectoit, aussi celuy à qui une pastisserie ou une confiture [2] sert pour toute viande & pour soupper entier, elle luy fait moins de mal : mais après que lon a pris ce qui suffit à la nature, & que lon s'est assez remply, il se fault bien donner garde, autant que de chose qui soit, d'estendre encore ses mains à ces friandises là : & si ne fault pas

---

» turelle dans la digestion : l'avi
» dité lui prépare du travail &
» de la peine. Le moyen de nous
» tenir toujours dans une dispo
» sition agréable, c'est de ne
» souffrir ni vuide, ni réplétion;
» afin que la nature n'ait jamais
» à se remplir avidement de
» ce qui lui manque, ni à se
» soulager avec empressement de
» ce qui la charge ».

[1] Solde.

[2] Πέμμα καὶ τράγημα ; ces deux mots grecs se traduisent en latin par le mot *bellaria*, dessert, tout ce qui entre dans un dessert. Gell. Noct. Att. XIII, 11. Amyot eut mieux traduit s'il eut dit : « Aussi » celui à qui le dernier service » sert pour toute viande, il lui » fait moins de mal ».

B

en telles chofes moins eviter la fottife & l'ambition, que la friandife ou gourmandife.

XIV. Car ces deux vices nous induifent auffi
bien fouvent à manger quand nous n'avons point
de faim, & à boire quand nous n'avons point
de foif, en nous imprimant de bien folles &
extravagantes imaginations : Que c'eft grande
fimpleffe de ne prendre pas à cœur faoul d'une
chofe qui eft rare & chere, quand on la peut
avoir ; comme feroit, pour exemple, de la
fommade [1] ou des champignons d'Italie [2], ou
de la tourte [3] de Samos, ou de la neige en
Ægypte [4] : ces imaginations là font un peu de

---

[1] Voyez le Traité II, du manger chair, ch. 2.

[2] M. Reiske conclud de cet endroit, que Plutarque a com-pofé ce Traité dans la Grèce, où on faifoit venir des champignons d'Italie, auxquels il eut été ri-dicule de donner dans l'Italie même, le nom de champignons d'Italie. Il faut lire dans Pline, édit. in-12, L. XXII, 47, tout ce qui regarde le choix des cham-pignons, & la maniere de les préparer. A Rome le goût pour les champignons étoit une vraie fureur : « Seul mets, dit Pline, » que nos élégantes fe plaifent à » préparer de leurs mains, elles » le dévorent des yeux, & n'en » approchent qu'avec couteaux » ambrés, vaiffeaux d'argent ».

[3] Πλακȣντος, gâteau. Les anciens faifoient très grand cas de la pâtifferie. On difoit du temps de S. Jérôme, *non funt fuaves epulæ, quæ non placentam redo-lent.* « Nul bon repas fans gâ-» teau ». *Ad Marcel.*

[4] D'après M. Savary, dans fon excellent ouvrage fur l'Egypte, le thermomètre ne varie que de-puis neuf degrés au-deffus du terme de la congélation, jufqu'à 24, à Damiette, & jufqu'à 36, au grand Caire. Lettres fur l'E-gypte, p. 321. On ne pouvoit donc s'y procurer que de la neige artificielle. « O étonnante fen-» fualité ! *devons-nous dire avec* » *Pline,* l'eau n'a pas fon prix,

vaine gloire , qui nous tire par le nez bien
souvent, comme une odeur de cuysine, à desirer
user de telles choses , & contraindre le corps ,
qui ne les demande pas , d'y participer , seulement pource qu'elles sont rares & fort renommées , à fin qu'ils en puissent faire leurs contes
à d'autres , & en estre par eulx reputez bien-
heureux , d'avoir eu jouïssance de choses si
singulieres , si cheres & si difficiles à recouvrer.
Pareille affection ont ils envers les femmes de
grand renom , & de grande reputation , car
quand ils sont couchez auprès de leurs espouses ,
qui seront belles bien souvent , & qui leur
porteront grande amitié , ils ne bougeront :
mais s'ils se treuvent avec une telle courtisane
comme estoyent Phryné ou Laïs, ausquelles ils
auront payé de bon argent pour coucher avec
elles, encore qu'ils ne soient pas bien disposez
de leurs personnes, ou autrement lasches à tel
mestier, ils feront neantmoins tout ce qu'ils
pourront pour exciter leur luxure à ceste volupté,
par une vaine gloire : tellement que Phryné
mesme estant desja vieille & passée disoit, qu'elle
vendoit plus cherement sa lie pour la reputation.

» l'argent met de la différence | » fléau des montagnes contribue
» entre les élémens eux-mêmes. | » à leurs plaisirs sensuels ». Hist.
» Ceux-ci boivent de la neige , | Natur. XIX , 19. Voyez les
» ceux-là de la glace , & le | Observations.

XV. C'eſt une grande choſe & digne d'ad-
miration [1], que ſi nous recevons en noſtre corps
autant de voluptez que ſa nature en peut porter,
ou qu'elle en a de beſoing, ou qui plus eſt, ſi
pour diverſes occupations nous reſiſtons à ſes
appetits, & le remettons à une autre fois, &
qu'à toute peine nous luy obtemperions en ſes
neceſſitez, ou comme dit Platon, qu'à fine
force après qu'il nous a bien eſpoinçonnez &
gehennez, nous luy cedons, nous n'en ſouf-
frons point pour tout cela aucune perte ny dommage [2] : &, au contraire, ſi ès cupiditez qui
deſcendent de l'ame au corps, nous nous laiſſons
aller tant qu'elles nous forcent de ſervir, & de

[1] Tout ce chapitre eſt le commentaire d'un des plus utiles
préceptes de l'Hygiène, celui
de ne jamais prévenir le beſoin en rien.

[2] Voici comme Voltaire développe cette penſée de Plutarque,
dans ces beaux vers :

« Le ciel nous fit un cœur, il lui faut des deſirs :
»　．　．　．　．　．　．　． Stoïques abuſés,
» Vous voulez changer l'homme & vous le détruiſez.
» Uſez, n'abuſez point, le ſage ainſi l'ordonne,
» Je fuis également Epictete & Pétrone.
» L'abſtinence ou l'excès ne fit jamais d'heureux.
» Je ne conclus donc pas orateur dangereux,
» Qu'il faut lâcher la bride aux paſſions humaines,
» De ce courſier fougueux je veux tenir les rènes.
» Je veux que ce torrent, par un heureux ſecours,
» Sans inonder nos champs, les abreuve en ſon cours.
» Vents, épurez les airs & ſoufflez ſans tempêtes,
» Soleil, ſans nous brûler, marche & luis ſur nos têtes ».

nous emouvoir au gré des paſſions d'icelle, il eſt impoſſible qu'elles ne nous laiſſent de très grandes & très notables pertes pour bien peu de voluptez, foibles, & peu apparentes, qu'elles nous auront données : ainſi ſe faut il bien garder de provoquer le corps aux voluptez par les cupiditez de l'ame, pource que le commance-ment en ſeroit contre la nature. Car tout ainſi comme le chattouillement des aixelles apporte à l'ame un rire qui n'eſt point proprement doux ny gracieux, ains faſcheux & reſſemblant plus proprement à une convulſion & un eſvanouiſ-ſement : auſſi les voluptez que le corps pinſé & aiguillonné par l'ame reçoit, ſont toutes violentes, forcées, turbulentes & hors de la nature.

XVI. Toutes quantesfois doncques qu'il ſe preſentera occaſion de jouïr de quelques telles voluptez rares ou renommées, il ſera meilleur faire gloire de s'en abſtenir que non pas d'en jouïr, reduiſans en memoire ce que ſouloit dire Simonides, qu'il ne s'eſtoit jamais repenty de s'eſtre teu : mais d'avoir parlé, ſouvent : auſſi jamais nous ne nous ſommes repentis d'avoir rejetté quelque viande, ny d'avoir beu de l'eau au lieu de bon vin de Falerne. Parquoy non feulement il ne faut jamais forcer la nature, mais ſi d'adventure quelquefois on nous ſert de telles friandifes qu'elle appete, il ne faut fouvent divertir [1] noftre appetit, & le ramener à l'ufage des chofes fimples & ordinaires pour l'y accouftumer & exerciter.

> Si violer en rien fe peut la loy
> Honeftement, c'eft pour fe faire roy [2],

ce dit le Thebain Etheocles, & dit mal : mais nous pourrions dire mieux, & plus veritablement s'il faut eftre ambitieux en telles chofes que cela, il eft très honefte de fe contenir pour fa fanté entretenir : toutefois il y en a qui par efpargne mechanique, & par chicheté refrenent bien leurs cupiditez quand ils font chez eux, mais s'il advient qu'ils foient conviez chez autruy, il fe gorgent & fe rempliffent jufques au crever de ces viandes exquifes & cheres, ne plus ne moins que lon fait à la guerre, quand on va fourrager, tant que lon peut, fur les terres de l'ennemy : & puis ils fortent de là maldifpofez, rapportans de leur cupidité infatiable une belle provifion pour le lendemain, c'eft une crudité d'eftomac.

XVII. Or le philofophe Crates [3], eftimant

---

[1] Détourner.

[2] Eurip. Phénic. v. 526.

[3] Voyez T. II, des Morales de Plutarque, p. 202, la note qui fixe l'époque où ce philofophe floriffoit à Athènes. Voici le célébre journal qu'il nous a laiffé, & qu'on trouve dans fa vie par Diogène Laërce.

Donnez à votre cuifinier dix

que les guerres civiles & les tyrannies se suscitoient dedans les villes, autant pour la superfluité & pour les delices, que pour autre cause qui soit, souloit dire en jouant selon sa coustume, « Garde toy de nous jetter en sedition » civile, en augmentant le plat devant la lentille » : c'est à dire, en faisant despense plus grande que ne porte ton revenu : mais un chascun se doit commander à soy mesme, N'augmente pas le plat devant la lentille, n'y ne passe point par dessus le cresson & l'olive, jusques aux tourtes & aux delicieux poissons, & ne jette point ton corps puis après en choliques, & en flux de ventre pour avoir trop mangé : car les viandes simples & ordinaires contienent l'appetit dedans les bornes & la mesure de nature, mais les artifices des cuysiniers & des pastissiers, avec leurs friandises de saulses & de saupiquets, ainsi comme dit le poëte comique, avancent & mettent tousjours plus avant les limites de la volupté, & oultre-passent l'utilité, & ne sçay comment, veu que nous detestons si fort, & avons en abomination si grande, les femmes qui donnent des breuvages d'amour, & com-

mines, (772 liv. de notre monnoye) : au médecin une drachme, (16 s.) : à un flatteur cinq talens, (près de mille louis) : de la fumée à un magistrat : un talent (4,568 liv.) à une courtisanne ; & trois oboles (près de 7 s. 6 d.), à un philosophe.

posent des charmes pour appliquer à leurs marits,
nous abondonnons ainsi à des mercenaires, ou
à des esclaves, noz viandes à empoisonner par
maniere de dire, & à enforceller : & bien que
le mot que souloit dire le philosophe Arcesilaus[1]
contre les paillards & luxurieux soit un peu trop
brusque & trop aigre, qu'il ne peut chaloir
de quel costé on le seoit, pource qu'il y a autant
de mal à l'un qu'à l'autre, si ne vient il pas
mal à propos pour le subject que nous traittons :
car à la verité, quelle difference y a il de manger
des herbes chaudes, que lon appelle Satyrion,
pour se provoquer & semondre à la luxure, &
irriter le sentiment par odeur & par saulses ?
comme les galleux, qui ne demandent autre
chose, sinon qu'on leur frotte & qu'on leur
galle tousjours leur rongne.

XVIII. Mais à l'adventure vaudra il mieux
se reserver à un autre lieu pour parler contre
les voluptez deshonestes, en monstrant combien
la continence de soy mesme est honeste &
venerable : car le propos qui se presente maintenant, est pour defendre plusieurs grandes
voluptez honestes, par ce que les maladies ne

---

[1] Arcésilas de Pitane, philosophe & chef de la moyenne ou
seconde Académie, naquit vers
la cent trente-quatrieme olym-
piade : un certain Aristochius
stoïcien, l'appelloit corrupteur
de jeunesse, impudique, éloquent
& téméraire. Diog. Laër. *in
Arcesil.*

nous oftent pas tant d'actions, tant d'efperances, tant de voyages, ny tant de paffetemps, comme elles nous empefchent & font perdre de voluptez : pourtant auffi peu eft il expedient à ceux qui aiment les voluptez, qu'à gens du monde, de mefprifer leur fanté [1] : car il y en a plufieurs à qui les maladies n'oftent point les moyens de philofopher [2], ny d'eftre grands capitaines [3], ny de gouverner les royaumes : mais les voluptez & jouiffances corporelles pour la plus part ne peuvent pas feulement naiftre en maladie, ou fi elles y naiffent, elles apportent bien peu de la delectation qui leur eft propre & naturelle :

---

[1] Lifez : c'eft pourquoi il ne convient nullement à ceux qui aiment les voluptés, de méprifer leur fanté. Voyez les Obfervations.

[2] Voyez dans les Obfervations une lettre de Pline le jeune, qui fert merveilleufement de commentaire à ce paffage.

[3] M. de la Bruyere, ch. XII, vers la fin, nous trace le portrait du fameux prince d'Orange, que la foibleffe de fon phyfique n'empêcha pas d'être un des plus grands capitaines du dernier fiècle. « Vous avez fur-tout, dit » le Théophrafte moderne, un » homme pâle & livide, qui n'a » pas fur foi dix onces de chair, » & que l'on croiroit jetter à

» terre du moindre fouffle : il » fait néanmoins plus de bruit » que quatre autres, & met tout » en combuftion : il vient de » pêcher en eau trouble une ifle » toute entière.... En un mot, il » étoit né fujet, & il ne l'eft » plus ; au contraire, il eft le » maître... Mais qu'entends-je ? » de certains perfonnages qui ont » des couronnes, je ne dis pas » des comtes ou des marquis » dont la terre fourmille, mais » des princes & des fouvé» rains : ils viennent trouver » cet homme dès qu'il a fifflé, » ils fe découvrent dès fon an» ti-chambre, & ils ne parlent » que quand on les interroge ».

& ce peu encore non pur & net, ains meſlé
de mixtion eſtrangere, & comme deſguiſé & ci-
catricé, ne plus ne moins qu'en une tourmente
& tempeſte : car le plaiſir de Venus n'eſt point
bien à propos quand on eſt trop plein de viande
& de vin, mais plus toſt quand le corps eſt en
une ſerenité & tranquilité grande, pource que
Venus ſe doit terminer en volupté, ſi fait bien
le boire & le manger : mais la ſanté eſt aux
voluptez, comme leur beau temps, qui leur
donne ſeure & plaiſante naiſſance, ne plus ne
moins que le calme de l'hyver à la couvée des
oyſeaux de mer, que lon appelle halcyons, qui
eſcloſent leurs œufs tousjours en beau temps, au
milieu de l'hyver. On louë à bon droit Prodicus,
d'avoir gentilement dit, que le feu eſt la meilleure ſaulſe qui ſoit : mais on pourroit auſſi
très veritablement dire, que la ſanté eſt une
divine ſaulſe & très plaiſante : car les viandes
pour delicates qu'elles ſoient, bouillies ou roſ-
ties, ou cuittes au four, n'apportent aucune
volupté ne plaiſir à ceux qui ſont malades ou
yvres, ou qui ont envie de vomir, là où un
pur & net appetit rend toute viande agreable &
plaiſante, voire raviſſable, comme dit Homere,
à un corps ſain & convenable [1].

---

[1] « C'eſt un grand ſecret de pouvoir concilier à table l'a-gréable & l'utile. Pour ce grand ſecret, néanmoins, il ne faut

XIX. Mais comme Demades l'orateur [1], voiant les Atheniens defireux des armes & de la guerre hors de propos, leur difoit que jamais ils ne traittoient de la paix finon en robbes noires, après qu'ils y avoient perdu de leurs parens & amis : auffi ne nous fouvenous nous jamais de vivre fobrement & fimplement, finon parmy des cauteres, des unguents, & des cataplafmes : & quand nous y fommes, alors nous condamnons bien fort noz fautes, quand il nous fouvient de ce que nous avons fait par le paffé : mais encore accufons nous tantoft l'air, tantoft la contrée qui n'eft pas faine, ou l'eftre hors de fon païs naturel, & jamais n'en voulons accufer noftre intempe-rance, & noz appetits defordonnez : & comme

---

» qu'être fobre & délicat : & » que ne doit-on pas faire, pour » apprendre à manger délicieu-» fement aux heures du repas; » ce qui tient l'efprit & le corps » dans une bonne difpofition » pour toutes les autres ? On » peut être fobre fans être déli-» cat, mais on ne peut jamais » être délicat fans être fobre. » Heureux qui a ces deux quali-» tés enfemble! il ne fépare point » fon régime d'avec fon plaifir ». S. Evrem. *ib.* p. 59.

[1] Célèbre orateur Athénien, contemporain de Démofthène. Antipater fe vantoit d'avoir deux amis à Athènes, Phocion & Dé-mades, il difoit qu'il ne pouvoit faire accepter aucun préfent au premier, & qu'il n'en avoit jamais affez pour fatisfaire les defirs infatiables de l'autre : ce Demades, l'homme le plus élo-quent de fon fiecle, menoit une vie fort diffolue, & c'eft de luy, quand il fut devenu vieux, qu'Antipater difoit : « qu'il n'en » eftoit demouré, non plus que » d'une hoftie immolée, que la » langue & le ventre ». Voyez Plutarch. Vies de Phocion & de Démofth. & Ciceron, *de claris oratoribus.*

le roy Lyfimachus [1] dedans le païs des Getes [2]
fe trouvant contrainct & forcé de la foif, à fe
rendre prifonnier luy & fon armée entre les
mains de fon ennemy, après avoir beu de l'eau
frefche dit, « O dieux, combien de felicité j'ay
» perdu pour un fi court plaifir » ! auffi pourrions
nous rapporter & accommoder cela à nous mefmes, en noz maladies, comment pour avoir
beu de l'eau froide, ou pour avoir efté aux
eftuves importunément, ou pour avoir beu
d'autant, combien de voluptez nous avons gaf-
tées, combien de bonnes actions, & combien
d'honeftes paffetemps nous avons perdus : car le
remors de tels penfemens [3] touche jufques au
vif la memoire, de forte que la cicatrice en
demeure encore après que lon eft reftitué en
fanté : ce qui fait que nous fommes puis après
plus retenus en noftre maniere de vivre, par ce
que un corps qui fera bien fain ne produira
gueres jamais de trop vehementes cupiditez,
& appetits defordonnez malaifez à domter, ou
à y refifter [4], ains leur faut faire tefte quand

---

[1] Un des fucceffeurs d'A-
lexandre. Voyez T. II des Morales, p. 84, dans la note.

[2] Peuples de la Theffalie. Géo-
graph. ancien. de Danville, in-
fol. p. 80.

[3] Penfées.

[4] « Un corps fain ne produi
» guère de trop véhémentes cu-
» pidités ». Obfervation jufte &
qui confirme l'idée que Galie[r]
nous donne d'un tempéramen[t]
parfait : « Un homme, dit-il
» qui auroit exactement un tem[pérament]

ils fe remuent, & qu'ils regibbent pour jouïr des plaifirs dont ils ont en envie : car tels appetits fe plaignent legerement, & cryent pour peu de chofe, comme font les enfans mignards, & puis ils s'appaifent quand la table eft oftée, & ne fe plaignent point qu'on leur ait fait tort, ains au contraire font purs & nets, & gaillards, non pas pefans, & baillans pour avoir l'eftomac chargé, jufques au lendemain [1] : comme lon efcrit, que le capitaine Timotheus ayant un

» pérament qui convient au genre humain, ne feroit ni trop grand, ni trop petit; il ne feroit ni trop gros, ni trop grêle; on ne fentiroit point, en le touchant, trop de dureté dans fes mufcles : on n'y fentiroit point trop de molleffe; une fraîcheur douce & humide occuperoit l'habitude de fon corps : fon efprit ne feroit ni téméraire ni timide; il tiendroit un jufte milieu entre la précipitation & la lenteur, la compaffion & la juftice : il aimeroit fes amis, feroit prudent, mangeroit & boiroit modérément; fon teint vif & animé répondroit à l'habitude de fon corps; il dormiroit bien, & veilleroit avec activité ». Galien, *de temperament.* IV, 1, cité par M. Lorry, Ufage des Alimens, T. II, p. 96 & 97.

[1] Voilà donc la regle fûre pour juger fi l'on n'a point trop chargé fon eftomach : *c'eft d'être,* au fortir d'un repas, *purs, nets & gaillards, non pas pefans & baillans.* « Comme il eft effentiel, dit M. Lorry, d'exécuter toutes nos fonctions avec *alacrité* & fans les fentir, la peine & le fentiment d'une fonction qui commence à s'exécuter, eft une marque certaine qu'on s'éloigne plus ou moins de l'état naturel, felon que ce fentiment eft plus ou moins vif. Si donc on commence à fentir fon eftomach en digérant, & à perdre, après avoir mangé, cette vivacité qui fait le caractère de la fobriété, nous pouvons affurer que l'eftomach eft trop chargé ». Ufage des Alimens, T. I, p. 212, 213.

jour fouppé en l'Academie, chez Platon, un foupper fimple & fobre, dit, « Ceux qui foup-
» pent chez Platon s'en treuvent bien jufques
» au lendemain ». Auffi efcrit on qu'Alexandre renvoyant les cuifiniers que la royne Ada luy envoyoit, dit, qu'il en menoit tousjours quant & luy de meilleurs : « pour le difner, le lever
» matin & cheminer avant jour : & pour le
» foupper, le peu manger à difner ».

XX. Je fçay bien que les hommes prennent auffi bien quelque fois la fiebvre pour avoir trop travaillé, ou s'eftre efchauffez, ou bien pour s'eftre refroidis. Mais comme les odeurs des fleurs font foibles & debiles à par elles, là où eftans meflées avec de l'huile, elles prennent [1] force & vigueur : auffi la repletion d'humeurs donne, par maniere de dire, corps & fubftance aux [2] caufes & occafions exterieurs des maladies, & fans la quantité grande d'humeurs fuperflues, il n'y a danger, pour ce que toutes telles indifpofitions fe diffipent & fe diffolvent facilement quand un fang fubtil & un efprit pur & net reçoit ces autres exceffifs mouvemens : mais

---

[1] Grec : ἴσχουσι, elles confer-
vent.... C'eft le propre des corps gras d'engaîner, pour ainfi dire, & d'envelopper les efprits fub-
tils de tous les corps odorans, & d'en empêcher l'évaporation.

[2] A ces caufes.... « Qui font
« d'avoir trop travaillé, ou s'eftre
» efchauffé, ou bien pour s'eftre
» refroidi ».

où il y a repletion grande de toutes superfluitez, comme une fange profonde remuée, alors il en sourt[1] plusieurs malings accidens, dangereux & difficiles à curer. Pourtant[2] ne faut il pas faire comme les patrons & maistres des navires, qui ne se peuvent jamais saouler de fourrer dedans leurs vaisseaux, & leur semble qu'ils n'ont jamais trop de charge, & puis ils ne font autre chose que vuider la sentine, & jetter l'eau de la mer que entre dedans : aussi après que nous avons bien emply & chargé nostre corps, le purger puis laver avec medecines & clysteres : ains le faut tousjours contre-garder net, dispos & leger, à fin que si d'adventure il vient à estre, d'ailleurs appesanty & chargé, il revienne tousjours au dessus, ainsi comme fait le liege sur la mer.

XXI. Mais principalement faut il prendre garde aux precedentes indispositions & messagers des maladies, pource qu'elles ne vienent pas toutes sans mot dire, ainsi que dit Hesiode,

> Car Jupiter leur a osté la voix :

ains la plus part ont des avant-coureurs, trompettes & denonciateurs, comme des cruditez d'estomac, des pesanteurs de toute la personne, suyvant ce qu'escrit Hippocrates, « Les pesan-

---

1 Sort. | 2 Par consequent.

„ teurs & laſſitudes qui vienent d'elles meſmes,
„ prognoſtiquent & ſignifient des maladies ¹ „ :
& pour ce que les eſprits, à mon advis, qui
doivent aller aux nerfs ſont eſtouppez & exclus
par la repletion grande d'humeurs. Mais combien que le corps, par maniere de dire, luy
meſme tende au contraire ², & nous tire au lict
& au repos : les uns neanmoins par gourmandiſe
ou par appetit deſordonné des voluptez ſe vont
jetter dedans des baings & des eſtuves, & ſe
haſtent d'aller aux feſtins, & aux compagnies
où lon boit d'autant, comme s'ils faiſoient pro-
viſion de vivres attendans un ſiege de ville, &
s'ils avoient peur que la fiebvre les ſurpriſt,
qu'ils n'euſſent premierement bien ſouppé. Les
autres un peu plus honeſtes ne ſe prennent pas
par là, mais ayans honte fort ſottement de
confeſſer qu'ils ont trop beu ou trop mangé,
& qu'ils ſentent quelque crudité & indigeſtion
en leur eſtomac, & de demourer tout un jour
à requoy en robbe de chambre, pendant que
les autres vont jouër à la paume & autres tels
exercices de la perſonne qui les y convient, ils
s'y en vont, & ſe mettent en pourpoint ou tous
nuds, comme les autres, & font tout ne plus
ne moins que ceux qui ſont bien ſains : mais

_____

¹ Sect. II, Aphoriſm. II. ⫿ ² *Au contraire*, n'eſt pas dans le grec.

foible

la plus part subjects à leur plaisir, & desordonnez,
se laissent persuader & poulser à se lever har-
diment, & aller faire comme de coustume par
une vaine esperance qu'ils ont fortifiée d'un
commun proverbe, « (qu'il faut prendre du
» poil de la beste qui les a mordus *) & chasser
» le vin par le vin, resoudre l'yvrongnerie par
» l'yvrongnerie ».

XXII. Mais à l'encontre de telle esperance
il faut opposer la crainte reservée de Caton,
lequel disoit que telle retenue fait les choses
grandes petites, & les petites elle les reduit
du tout à neant : & qu'il vaut mieux endurer
la faute de manger & tenir son corps vuide
& en repos, que de soy hazarder en se jettant
dedans un baing ou en une table pour soupper :
car s'il y a quelque disposition à maladie, il nous
nuyra de ne nous estre pas gardez : & s'il n'y
a rien, il ne nous sçauroit nuyre de nous estre
reservez & retenus, & par ceste retenue nous
en aurons le corps de tant plus net : & l'autre
sot, qui craindra de donner à cognoistre à ses
domestiques ou à ses amis, qu'il se treuve mal
d'avoir trop beu, ou trop mangé, ayant eu honte
de confesser aujourd'huy qu'il n'a peu digerer,
demain sera contrainct mal gré luy d'advouer un

* Ceci n'est point dans le grec.

flux de ventre, ou la fiebvre, ou des trenchez.
Tu reputerois à grande vergongne de confesser
que tu eusses faim, mais bien est-ce plus grande
honte estre contrainct d'advouer une crudité,
une pesanteur venant d'avoir trop mangé, &
d'une repletion de corps que lon entraine encore
dedans un bain, comme un vieux vaisseau demy
pourry, & ne tenant point eau [1] que lon tire
dedans la mer. Ils sont ne plus ne moins que
quelques uns de ceux qui voyagent sur la mer,
lesquels, estant l'hyver, ont honte de demourer
sans rien faire sur le rivage de la mer : mais
puis après quand ils ont levé l'ancre, mis la
voile au vent, & qu'ils sont un peu eslargis
en pleine mer, ils se treuvent très mal, cryans
à l'aide, & rendans leur gorge : aussi ceux qui
se trouvent en doute de maladie ou en disposition
de leurs corps pour y tomber, cuydent [2] que
ce soit lascheté honteuse de se tenir un jour
sur ses gardes dedans le lict, & ne venir pas
comme de coustume à la table, sont puis après
bien plus honteusement couchez par plusieurs
nuicts [3] à se faire purger & appliquer force
cataplasmes, & à flatter les medecins, & les
caresser en leur demandant à boire du vin ou
de l'eau froide, ayans bien alors le courage si

---

[1] Et prenant eau.
[2] Croient.
[3] Grec : plusieurs jours.

foible que de faire & dire plufieurs paroles
impertinentes, & fentans fon cœur failly, pour
la peine qu'ils endurent, & la peur qu'ils ont
d'avoir encore pis.

XXIII. Et toutefois il feroit bien à propos de
ramentevoir [1] à ceux qui ne fe peuvent autrement contenir, & qui fe laiffent esbranler ou
bien emporter du tout à leurs cupiditez, que
les voluptez prennent la plus part de ce qu'elles
ont de bon du corps mefme. Et comme les
Lacedæmoniens après avoir donné à leur cuy-
finier du fel & du vinaigre, luy difoient qu'il
cherchaft le demourant en la befte qui eftoit
immolée : auffi à un corps que lon veut nourrir,
la meilleure faulfe qu'on luy fçauroit bailler pour
la luy faire trouver bonne, eft, que lon luy
baille quand il eft bien fain, & pur & net :
car qu'une viande foit douce ou foit chere,
cela eft hors du corps de celuy qui la prent, & fe
juge à par-foy : mais pour eftre plaifante, il
faut que ce foit eu efgard au corps qui la prent,
& pour en recevoir le plaifir, il faut qu'il foit
difpofé ainfi comme le requiert la nature, autrement en un corps fafché, mal difpofé & chargé
de vin, toutes faulfes perdent toute leur grace
& toute leur faifon. Pourtant [2] ne faut-il pas
tant prendre garde fi le poiffon eft frais pefché,

---

[1] Rappeller.   [2] Par conféquent.

ne fi le pain eft de pur fourment, fi le baing
eft chaud, ou fi la femme eft belle, qu'il faut
confiderer de bien près fi noftre corps eft point
degoufté, ayant envie de vomir, gorgé, tout
crud & desbauché, autrement nous ferons la
mefme faute que feroit un qui après avoir bien
beu, voudroit aller en mafque baller & jouër
en une maifon, où lon portoit le deuil pour la
mort du maiftre d'icelle, qui n'agueres feroit
decedé : car au lieu d'y apporter resjouiffance
& plaifir il feroit plorer & crier ceux de la
maifon à haults crys : auffi le deduit de l'amour,
les viandes exquifes, le baing, & le vin, en
un corps mal difpofé, & hors du naturel, ne
font qu'emouvoir & brouiller la pituite & la
cholere à ceux qui ne font ne bien raffis en la
difpofition de leurs perfonnes, ny auffi du tout
corrompus [1], & desbaucher le corps encore plus
qu'il ne l'eftoit, ne donnant point de plaifir,
dont aumoins on doive faire cas, ny de contentement tel que nous l'avions efperé [2].

XXIV. Il eft bien vray que la diete [3] trop

---

[1] Lifez : Ni auffi tout-à-fait in-
commodés, & ne font que def-
baucher…

[2] « Les plaifirs & le régime doi-
» vent avoir une efpèce de con-
» cert, & une proportion affez
» jufte. Les plaifirs déréglés met-
» tent la nature en défordre ;
» une exactitude feche & trifte
» ternit les efprits, & infenfi-
» blement les éteint ». S. Evremond, T. IV, p. 76.

[3] Le régime

exquife & gardée eftroittement au doigt & à
l'œil , comme lon dit en commun langage ,
rend non feulement les corps pareffeux , &
dangereux de tomber en maladies , mais auffi
matte toute la guayeté de l'ame , de maniere
qu'elle a toutes chofes pour fufpectes , craignant
tousjours de s'arrefter trop , autant en travail
qu'en plaifir, & generalement en toute action ,
n'entreprenant jamais rien affeureement ny gail-
lardement [1] : là où il faut [2] que nous facions
de noftre corps comme d'une voile en la mer ,
ne le refferrant , ny ne le retenant point trop
à l'eftroit en beau temps , ny auffi le lafchant
trop diffoluëment & trop negligemment , où il
y a occafion de foufpeçonner quelque tempefte :
car à cefte heure là il le faudra choier , & retirer
un petit , pour le rendre puis après plus difpos
& leger , comme nous avons dit , & n'attendre
pas à ce faire , jufques à ce que nous fentions
des cruditez ny des flux de ventre , ny des inflammations , ou refroidiffemens & endormies [3] de

---

[1] « C'eft une ennuyeufe maladie que de conferver fa fanté
par un trop grand régime ».
De la Rochefoucauld. On pourroit ajouter que c'eft encore un
plus grand ridicule qui a été parfaitement faifi par Molière dans
le perfonnage d'Argan : il lui fait
dire, act. II, fcen. II, du Malade
imaginaire : « Monfieur Purgon
m'a dit de me promener le
matin dans ma chambre douze
allées & douze venues ; mais
j'ai oublié à lui demander fi
c'eft en long ou en large ».

[2] Tandis qu'il faut.

[3] Engourdiffemens.

membres : lefquels fignes eftans comme les
meffagers & les fergens de la fiebvre qui eft
desjà à leur porte, à male peine peuvent emouvoir aucuns tant qu'ilz fe veuillent refferrer &
reftraindre, lors qu'ils font jà en l'accès de leur
mal, là où il faut de loing prevoir & fe tenir
fur fes gardes long temps devant la tourmente,
quand on fent

> Sur un efcueuil marin en l'air,
> Le vent de la bife fouffler.

XXV. Car il n'y auroit point de propos de
prendre foigneufement garde au crailler des cor-
beaux, ou au caqueter des poules, & au fouiller
des pourceaux remuans des ordures & de vieux
haillons, comme dit Democritus, pour en tirer
pronoftiques de vent & de pluye, & que nous
ne fçeuffions point obferver ny prevoir à certains
fignes une tempefte prochaine à fourdre & à
naiftre dedans noftre propre corps. Pourtant ne
faut-il pas feulement obferver le corps au boire,
& au manger, & aux exercices de la perfonne,
s'il s'y prent point plus lafchement & plus
froidement que de couftume, ou au contraire
s'il a point plus de faim & plus de foif que
d'ordinaire : mais auffi craindre fi le dormir
n'eft point continué tout d'une tire egalement
& doucement, ains qu'il y ait des inégalitez

& interruptions : voire jufques aux fonges faut-il bien prendre garde , s'ils font point eftranges & non accouftumez : car fi ce font imaginations extraordinaires , ils tefmoignent & fignifient qu'il y a repletion de groffes humeurs gluantes, & perturbation des efprits au dedans. Quelquefois auffi il advient que les mouvemens de l'ame mefme nous monftrent que le corps eft en quelque danger de maladie : car il prent aucunefois aux hommes des melancholies fans propos , & des frayeurs fans aucune raifon apparente , qui leur oftent & eftaignent foudainement toute efperance : les uns deviennent aucunefois prompts à choleres foudaines , chagrins , fe fafchans de peu de chofe, tellement qu'ils pleurent malgré eux , & languiffent d'ennuy. C'eft quand de mauvaifes fumées & vapeurs ameres amaffées s'elevent & fe vont meflant , comme dit Platon , parmy les voies de l'ame. Pourtant [1] faut il que ceux à qui telles chofes arrivent , rememorent & confiderent en eux mefmes , s'il n'y a point quelque caufe fpirituelle [2] : car s'il n'y en a point , il eft

---

[1] Par conféquent.

[2] On ne peut trop s'occuper d'obferver fes paffions & affections particulieres de l'ame , de les régler & d'en arrêter les funeftes effets : tous les jours elles caufent les plus affreux ravages dans notre phyfique.

« Deux freres , laboureurs, fe » prennent de querelle pendant » le repas. L'aîné reproche mal- » à-propos à l'autre qu'il eft

force que ce foit quelque matiere corporelle qui a befoing d'evacuation ou bien de repreffion.

XXVI. Auffi eft il utile quand on va vifiter fes amis malades, s'enquerir diligemment des caufes de leurs maladies, non par curiofité ny par oftentation pour en difputer feulement, & faire monftre de fon eloquence, en babillant des inftances, dés incidences, & communitez des maladies [1], pour monftrer que lon a leu les livres, & que lon entend les termes de la medecine : ains s'enquerant diligemment, & non pas en paffant par deffus, de ces chofes legeres & communes, s'il eftoit plein ou vuide, s'il avoit travaillé, s'il dormoit bien ou mal : & principalement, comment il vivoit, & comment il fe gouvernoit, quand il eft tombé en fiebvre. Et puis, comme Platon fouloit dire en foy-mefme s'en retournant, après avoir veu les fautes que d'autres commettoient : « Mais fuis

---

» un fainéant avili par la pareffe. » Le cadet fenfible à ce procédé, » quitte la table à la moitié du » repas, fe retire chez lui navré » de douleur, & meurt fept » jours après d'une hydrophobie » très-caractérifée ».

L'amour, la crainte ont également fait périr dans les accès de l'hydrophobie la plus confirmée, des jeunes gens forts, qui avoient toujours mené une vie fort réglée. On frémit à la fimple lecture de tous ces faits. On les trouve détaillés fort au long dans l'Hiftoire de la Société Royale de Médecine, année 1783, feconde partie, fect. 2, p. 57, 58 & fuiv.

[1] En babillant des caufes, circonftances & dépendances des maladies....

» je point moy mefme tel » ? auffi apprendre aux defpens d'autruy à prouvoir bien au faict de fa fanté, s'en fouvenir & fe tenir fur fes gardes, à fin de ne tomber aux mefmes inconveniens, & n'eftre point contrainct de s'alitter, & la regretter, & louër, quand il n'en eft plus temps, la tant precieufe fanté[1], ains en voyant un autre attainct de maladie, remarquer bien, & imprimer en fon cœur, combien nous doit eftre chere la fanté, combien il faut eftre foigneux de fe garder, & retenu à s'efpargner.

XXVII. Et fi ne fera pas mauvais de comparer puis après fa vie à celle du patient : car s'il advient que nous ayons trop beu, ou trop mangé, ou trop travaillé, & fait quelque autre tel excès, & que pourtant noftre corps ne nous menaffe point de maladie prochaine, toutefois fi jugerons nous qu'il nous faudra contre-garder, & anticiper le mal qui en pourroit advenir :

---

[1] *Tant précieufe fanté* : maniere de s'exprimer propre au ftyle d'Amyot, pleine d'énergie & de vérité. S. Uffans dit fort agréablement :

Sans l'aimable *fanté*, mere de l'allégreffe
   En vain la fortune careffe ;
Santé paffe grandeur, *fanté* paffe richeffe.

Douce *fanté*, (dit Marot), de langueur ennemie,
De jeux, de ris, de tous plaifirs amie,
Gentil réveil de la force endormie,
Douce *fanté*.

comme [1] fi nous avions fait quelque defordre au plaifir de l'amour, ou autrement trop travaillé, en [2] nous repofant & demourant à requoy, ou après une yvrongnerie & après avoir bien beu d'autant, beuvant [3] de l'eau en recompenfé : mais fpecialement après avoir mangé beaucoup de viandes pefantes, comme font chairs, ou bien diverfes, en jeunant puis après, & fe reftraignant, de maniere que lon ne laiffe aucune fuperfluité dedans le corps: car ces chofes là feules d'elles mefmes font caufes de plufieurs maladies, & aux autres caufes adjouftent encore matiere & force d'avantage qu'elles n'en avoient [4].

XXVIII. Pourtant a il efté fagement dit [5] par les anciens, que pour entretenir fa fanté ces trois poincts font principalement neceffaires : « Manger fans fe faouler, travailler fans s'ef- » pargner, & fa femence conferver [6] ». Car l'intemperance de la luxure diffoult & affoiblit fort la chaleur naturelle qui fait cuire & digerer la viande que nous prenons, & par confequent eft caufe qu'il s'engendre beaucoup de fuper-fluitez, & fe fait un grand amas de mauvaifes humeurs dedans noftre corps.

[1] Par exemple fi....

[2] Il nous faudra contregarder & prémunir contre le mal, en nous repofant....

[3] En beuvant. ....

[4] Voyez les Obfervations.

[5] Il a donc efté fagement dit. ..

[6] Voyez les Obfervations.

XXIX. Parquoy pour recommancer à parler de rechef d'un chafcun de fes poinéts, venons premierement à confiderer les exercices qui font convenables aux hommes de lettres & d'eftude : car tout ainfi comme celuy qui dit le premier, qu'il n'efcrivoit rien touchant les dents à ceux qui habitoient au long de la marine [1], leur enfeigna ce qu'ils devoient faire en difant cela [2] : auffi pourroit on dire aux hommes de lettres que lon ne leur efcrit rien touchant les exercices, pour ce que l'ufage quotidian de la parole prononcée par vive voix, eft un exercice de merveilleufe efficace, non feulement pour la fanté, mais auffi pour la force, non pas telle comme celle que lon fait venir par artifice aux luiéteurs, qui rend le corps charnu, & le cuyr ferme par le dehors, ainfi que un baftiment que lon a enduit & crefpy exterieurement : mais bien [3] engendrant une difpofition robufte, & une force vigoureufe aux plus nobles parties, & principaux inftrumens de noftre vie au dedans [4].

---

[1] De la mer.

[2] Grec : leur enfeigna l'ufage de l'eau de mer. Voyez les Obfervations.

[3] Lifez : mais bien en engendrant.

[4] Voici comme Cicéron nous décrit lui-même les avantages d'une déclamation modérée. « Mes amis & les médecins » voyant que j'étois devenu mai- » gre & d'une foibleffe extrême, » que mon cou avoit diminué » en groffeur & s'étoit fort al-

XXX. Or que les esprits augmentent les forces de noftre corps, les maiftres des exercices le monftrent affez, commandans aux luicteurs, quand on leur frotte les membres, de refifter & poulfer contre les frictions en retenant leur halene, à mefure que lon leur manie & que lon leur frotte chafque partie : mais la voix eftant un mouvement de l'efprit [1] fortifie non fuperficiellement, mais en la propre fource dont elle naift, dedans les flancs & les poulmons augmente la chaleur naturelle, fubtilife le fang,

» longé, me confeillèrent d'abandonner le barreau : mais loin de céder à leurs inftances, ma réfolution étoit de m'expofer plutôt à toutes fortes de rifques que de renoncer aux efpérances de gloire que j'avois fondées fur les exercices de l'éloquence. Je formai néanmoins le deffein de faire le voyage d'Afie, dans la feule vue de m'accoutumer à un autre genre de déclamation ». Cicéron ayant employé deux ans à voyager, pendant lefquels il ne ceffa de s'exercer à la déclamation, fous les plus grands maîtres, revint à Rome, « mais fi changé, qu'on ne l'auroit pas pris pour le même homme. La véhémence de fa voix & de fon action étoit modérée, les excès de fon ftyle & de fon imagination étoient corrigés. Sa poitrine étoit fortifiée, & toute fa conftruction parfaitement confirmée ». Middleton, dans la Vie de Cicéron, T. I, p. 70 & fuiv.

[1] Lifez : eftant un mouvement de l'air chaffé des poulmons.... Pour juger parfaitement des effets de la voix fur toute l'habitude de notre corps, il faut lire dans l'Hiftoire de l'Académie des Sciences, les Obfervations de M. Dodart, le premier qui ait tenté efficacement, au commencement de ce fiecle, de dévoiler la formation de la voix, & la ftructure de fon organe; il faut lire auffi celles de MM. Ferrein & Hériffant. Hift. 1700, p. 23. & 1706, p. 24, 1741, p. 74. & 1753, p. 158.

nettoye toutes les veines & ouvre toutes les
arteres , empefchant qu'il ne s'y face aucun
eftouppement ou efpeffiffement d'humeurs fuperflues , comme une lie au fond des vaiffeaux
qui reçoivent, & qui cuyfent les viandes dont
nous nous nourriffons : au moyen dequoy il eft
befoing que nous ufions fort ordinairement &
familierement de ceft exercice, en parlant en
public, & difcourant continuellement : ou bien
fi d'adventure nous faifons doubte , que noftre
corps fuft trop debile pour pouvoir fupporter
tant de travail, au moins en lifant à haulte
voix : car ce que la branloire [1] eft au regard de
l'exercice du corps, cela mefme en proportion
eft la lecture au regard du parler, remuant tout
doulcement & promenant la voix dedans la
parole, ne plus ne moins que dedans un coche
ou voitture d'autruy : il eft vray que le devis

[1] αἰώρα : le docteur Poole, dans fa traduction anglaife de ce Traité, rend ce mot grec par *riding in a coach*, le mouvement d'une voiture. Rien en effet de plus utile, aux malades fur-tout, que le mouvement imprimé aux différentes parties du corps par les fecouffes d'une voiture : & c'eft prefque à ce feul exercice que doivent leur fanté, la plupart des femmes riches dans les grandes villes où elles fe donnent d'ailleurs fi peu de mouvement.

Exterus hic motus quanta ægris commoda præftet
Credere vix fas eft , nullo dum membra labore
Molliter admoto fuccuffu agitata moventur.

Geoffroy. Hygieine, L, IV, v. 295 & fuiv.

& la difpute y adjoufte davantage la vehemence
& l'efforcement, d'autant que l'ame s'y attache
quant & le corps bien fe fault il donner de
garde des clameurs violentes à pleine tefte : car
ces efforts là , & inegales contentions d'halene,
font bien fouvent caufe de rompre des venes,
ou de faire convulfion de nerfs au dedans : puis
après que lon a ainfi leu ou parlé, il eft bon
ufer quelques frictions unctueufes & chaudes,
avant que de s'aller promener, & de tels amol-
liffements du cuyr & de la chair, en touchant
& maniant, en la forte qu'on le peult faire, les
entrailles, à fin de departir & efpandre egalement
les efprits par tout, jufques aux extremitez du
corps [1]. La mefure de ces frottements foit jufques
à tant que le fentiment les trouvera agreables,
& ne s'en offenfera point.

XXXl. Qui aura ainfi appaifé le trouble &
la tenfion des efprits au fond de fon corps, fi
d'adventure il s'y treuve quelque fuperfluité,
elle ne luy apportera point de nuyfance : & s'il
laiffe de fe promener à faute de loyfir , pour
quelque affaire qui luy fera inopineement fur-
venu, ce fera tout un pour cela , car nature
aura tousjours eu ce qui luy fait befoing : &
pource ne fault il prendre pour couleur & excufe

---

[1] Voyez les Obfervations.

de se taire, ny la navigation, quand on est avec plusieurs autres passagers dedans un vaisseau sur la mer, ny le logis quand on est en l'hostellerie, encore que les assistans s'en deussent rire & mocquer, pource que là où il n'est point deshoneste de manger devant tout le monde, là n'est il point aussi deshoneste d'exerciter sa personne : ains plus tost est il deshoneste craindre ou avoir honte de mariniers, mulatiers ou hosteliers, qui se mocqueront, non d'un qui jouëra à la paulme tout seul, ou qui escrimera à son ombre, ains d'un qui parlera, & en parlant enseignera, discourra, ou apprendra par cœur & rememorera quelque bonne chose, pour son exercice.

XXXII. Socrates souloit dire qu'une petite salette [1] estoit suffisante pour exercer un qui fait son exercice de la danse [2] : mais à celuy qui veult exerciter sa personne par le moyen de la parole, tout lieu luy est suffisant, soit de bout, soit couché ou assis : seulement nous fault il bien donner garde que nous ne nous efforcions pas de crier à haulte voix, lors que nous nous sentirons pleins de boire & de man-

---

[1] ἑπτάκλινος, chambres à sept lits.

[2] Socrate s'exerçoit fort souvent à la danse, parce qu'il estoit persuadé qu'un pareil exercice estoit très propre pour conserver la santé. Diog. Laërce, *in Socrat.*

ger, ou bien laſſez du plaiſir de l'amour, ou bien d'autre travail quel qu'il ſoit comme il advient ſouvent aux orateurs & maiſtres de retorique qui ſe laiſſent aller, & s'efforcent de declamer & harenguer, les uns par vaine gloire & ambition de ſe monſtrer, les autres pour le gaing mercenaire, ou pour jalouſie à l'encontre de leurs compagnons, comme Niger [1] l'un de noz amis, lequel faiſoit profeſſion d'enſeigner la retorique au païs de la Galatie [2], ayant un jour avallé une areſte de poiſſon qui luy eſtoit demourée en la gorge, il ſurvint d'adventure un autre retoricien paſſant ſon chemin, qui feit une harengue publiquement. Niger craignant qu'il ne ſemblaſt fuïr la lice pour n'ozer ſe parangonner [3] à luy, ſe meit luy meſme à declamer, ayant encore l'areſte accrochée dedans ſa gorge, de maniere qu'il s'y engendra une grande & douloureuſe inflammation : la douleur de laquelle ne pouvant plus endurer, il ſouffrit qu'on luy feiſt une profonde inciſion, & grande ouverture par le dehors, par où l'areſte luy fut

[1] M. Reiske avoue n'avoir pu découvrir quel étoit ce Niger, ſophiſte & contemporain de Plutarque.

[2] Province d'Aſie, nommée Gallo-Grèce & Galatie, du nom de ces Gaulois qui s'y cantonnerent 270 ans avant l'Ere Chrétienne. D'Anville, Géogr. Anc. *in-fol.* p. 105. Voyez au ſujet de cette irruption des Gaulois en Aſie, la diſſertation du nouvel éditeur de Tacite, *in veteres Gallorum glorias,* édit. *in-12,* T. I, p. 367.

[3] Se comparer.

bien

bien arrachée, mais la playe en devint si mauvaise, & s'y feit une si grande fluxion d'humeurs, qu'il en mourut tout roide, mais cela à l'adventure sera plus à propos de ramentevoir cy dessoubs.

XXXIII. Après [1] l'exercice il fault entrer dedans l'estuve, là où se laver d'eau froide est plus fait en jeune homme qui veult monstrer sa bonne disposition qu'il n'est convenable à la santé : car le bien que tel lavement peult apporter, c'est qu'il semble endurcir le corps, & le rendre moins subject à estre offensé des qualitez de l'air, mais cela fait plus de mal au dedans, qu'il ne fait de bien au dehors, d'autant qu'il resserre les pores, & fait grossir & espessir les humeurs & vapeurs qui se voudroient evaporer & resoudre continuellement : davantage il est force que ceux qui usent de se laver d'eau froide, tombent en la subjection de celle trop exquise & estroitte diete que nous fuyons, ayant tousjours l'œil fiché à n'en oultrepasser jamais un seul poinct, d'autant que la moindre & plus legere

---

[1] Tout ce chapitre parle de l'utilité des bains, & établit les avantages & les inconvéniens des bains chauds & des bains froids. Il faut le lire avec la plus grande attention. On sera sans doute charmé de trouver dans cet ouvrage une lettre de M. Savary sur les bains d'Egypte. On l'a inférée presqu'en entier, parce qu'elle est remplie d'observations & de détails qui peuvent être de la plus grande utilité. Voyez les Observations.

D

faute du monde eſt incontinent chaſtiée bien
aſprement : là où, au contraire, ſe laver d'eau
chaulde nous pardonne beaucoup de choſes, car
elle n'oſte pas tant de force & roideur au corps,
comme elle nous apporte de profit pour la ſanté,
acheminant & accommodant tout doulcement
les humeurs à la concoction : & ſi d'adventure
il y en a qui ne ſe puiſſent pas bien cuyre,
prouveu qu'elles ne ſoient pas totalement crues,
& qu'elles ne flottent pas au deſſus de l'eſtomac,
elle les fait diſſoudre & exhaler ſans aucun ſentiment de douleur, & reconforte, & fait eſva-
nouir les ſecrettes ſouleures & laſſitudes des membres : toutefois là où nous ſentirons que le corps
ſera en ſa diſpoſition naturelle, aſſez fort &
robuſte, il vaudra mieulx entre-mettre [1] l'uſage
du baing, & ſera meilleur ſe faire huyler &
frotter devant le feu, là où le corps aura beſoing
d'eſtre rechauffé : car par ce moyen il prent
mieulx ce qu'il luy fault de chaleur : ce qui
n'eſt pas de meſme quant au ſoleil, car on
ne peult pas prendre de ſa chaleur plus ou
moins à diſcretion, ains eſt force de s'en ſervir & en uſer ſelon qu'il tempere & diſpoſe
l'air.

XXXIV. Cela ſuffiſe quant aux exercices de

____
[1] Omettre.

la perſonne [1] : au demourant pour venir à la nourriture, ſi les raiſons & inſtructions que nous avons amenées cy deſſus, par leſquelles nous nous ſommes efforcez de refrener & reprimer les cupiditez, ont apporté quelque fruict, il feroit temps de paſſer maintenant oultre à d'autres advertiſſemens.

XXXV. Mais ſi d'adventure les cupiditez ſont ſi vehementes, & ſi effrenées par maniere de dire, qu'il ſoit difficile de les renger à la raiſon, & s'opiniaſtrer à combatre contre un ventre, qui n'a point d'aureilles, ainſi que diſoit l'ancien Caton, il fault par ſubtils moyens faire, que la qualité de la viande en rende la quantité plus legere [2] : & quant aux viandes ſolides & qui nourriſſent beaucoup, comme ſont les groſſes chairs, les formages, les figues ſeiches, & les œufs durs, n'en manger que le moins que lon peult [3], car de les refuzer du tout, il feroit bien mal-aiſé, mais bien ſe prendre aux viandes legeres & deliées, comme ſont la plus part des

---

[1] De la perſonne des gens de lettres. Plutarque va parler maintenant de la nourriture qui leur convient le plus.

[2] Moins nuiſible.

[3] « Car, dit M. Lorry, des ſubſtances qui contiennent » beaucoup de mucilages ſous » un petit volume, ſont trop » condenſées, & trop difficiles à » digérer pour des organes peu » actifs ». Uſage des Alimens, T. II, p. 240. Voyez les Obſervations.

herbages [1], dont on ufe en potages, les chairs des oyſeaux & des poiſſons qui ne ſont pas gras : car en mangeant de ſemblables viandes on peult bien tout enſemble gratifier à l'appetit, & ne charger point le corps.

XXXVI. Mais ſur tout ſe fault il donner garde des cruditez procedentes de trop manger de chair, car oultrè ce que ſur l'heure elles chargent trop l'eſtomach, il en demeure encore puis après de mauvaiſes reliques : « De maniere » que le meilleur eſt, accouſtumer ſon corps à » ne demander point à manger chair [2] » : car la terre produit aſſez d'autres aliments, non ſeulement pour la neceſſité de la nourriture, mais auſſi pour le plaiſir & contentement de l'appetit, les uns tous preſts à manger ſans que l'œuvre de l'homme s'empeſche [3] d'y rien adjouſter, les autres aptes à eſtre meſlez avec d'autres en pluſieurs ſortes pour les rendre plus ſavoureux au gouſt. Mais pour autant que l'accouſtumance eſt par maniere de dire une autre, ou à tout le moins non contre nature, il ne fault pas s'accouſtumer de manger chair pour aſſouvir ſon appetit, comme font les loups & les lions,

---

[1] « La qualité ſavonneuſe des » herbes potageıes & des fruits, » eſt pour les gens de lettres » un préſervatif contre la mé- » lancolie, à laquelle la vie » ſédentaire & la difficulté des » digeſtions les rendent ſi ſu- » jets ». *Ibid.* 241.

[2] Voyez les Obſervations.

[3] S'embarraſſe....

ains s'en fault seulement servir comme d'un fondement, & un soubassement de toute l'autre viande, & au demourant faire sa nourriture principale d'autres aliments qui sont plus conformes au corps & plus selon nature, & si grossissent moins la subtilité de l'esprit, & le discours de l'ame comme un feu allumé de plus delicate & plus legere matiere.

XXXVII. Et quant aux choses liquides il fault user du laict [1], non comme d'un breuvage, mais comme d'une viande pesante & qui nourrit beaucoup. Et quant au vin, il luy fault dire ce que dit Euripides de Venus,

[1] Le grand Condé s'étant mis à l'usage du lait pour toute nourriture, le P. Commire fit en latin l'éloge de cette liqueur. On en trouve la traduction, par Fontenelle, dans les Œuvres de cet académicien, T. X, p. 437 & suiv. Voici ce qu'on y lit sur l'origine de la voie lactée, suivant les poëtes, qui nous apprennent par-là combien le lait a toujours été une liqueur précieuse.

> *Hoc ipse madidus nectare Alcmenæ puer*
> *Nova fecit orbi sidera :*
> *Quot ab ore guttæ, dum bibit, defluxerant,*
> *Tot iere per cœlum faces.*

> Voyez ces astres dont à peine
> Il vient jusques à nous une foible lueur :
> C'est-là ce même lait qui tomba par malheur
> De la bouche du fils d'Alcmène ;
> Et comme il eût été perdu,
> Jupiter ménagea ces précieuses gouttes,
> En astres il les changea toutes ;
> Et du chemin de lait voilà ce qu'on a su.

Voyez les Observations.

Sois avec moy, mais en mesure bonne,
Ny peu ny trop, & point ne m'abandonne :

car entre toutes sortes de breuvages, c'est le plus
utile : entre les medecines, la plus plaisante :
& entre les viandes celle de qui moins on se
lasse [1], prouveu qu'il soit bien trempé & meslé
avec temps opportun, plus tost qu'avec de l'eau,
non seulement celle dont on trempe le vin,
mais aussi celle qui est beuë à part, laquelle fait
que le vin trempé fait encore moins de mal,
& porte moins de dommage : « A raison de
» quoy, il se fault accoustumer de boire par
» chascun jour deux ou trois fois d'eau pure,
» pour ce que cela rendra la force du vin plus
» foible, & la boisson d'eau pure plus familiere
» à nostre estomach, à fin que quand la necessité
» sera venue, que par force il nous en faudra
» boire, il ne la trouve pas si estrange, & ne
» la refuse pas tant ».

XXXVIII. Car plusieurs bien souvent recou-
rent principalement au vin, lors qu'ils ont plus
besoing de boire de l'eau, comme quand ils se
sont eschauffez au soleil, ou au contraire quand
ils sont gelez de froid, ou qu'ils se sont efforcez
à haranguer, ou qu'ils ont fort estudié, &
generalement après qu'ils ont bien travaillé,

---

[1] Voyez les Observations.

ou fait quelques grands efforts, ils eſtiment que c'eſt lors qu'ils doivent boire du vin, comme ſi la nature meſme requeroit que lon feiſt quelque bien au corps, & quelque changement pour le recreer de ſes travaux : mais la nature ne deſire point qu'on luy face du bien en ceſte ſorte, ſi lon appelle volupté faire du bien, aïns requiert ſeulement qu'on le ramene à un moyen entre travail & aiſe, de maniere qu'à ceulx là, il fault retrencher les vivres, & ou leur oſter le vin du tout, ou leur en bailler ce pendant qui ſoit bien trempé, pour ce que le vin eſtant de ſa nature vehement & remuant, il augmente & empire les emotions qu'il trouve dedans le corps, irrite & aigrit encore davantage les parties qui y ſont desjà offenſées, leſquelles auroient plus toſt beſoing de reconfort & d'a-doulciſſement, à quoy l'eau eſt bien plus com-mode : car ſi n'ayans point de ſoif autrement nous beuvons de l'eau chaude, après avoir bien travaillé & fait quelque effort ès grandes chaleurs de l'eſté, nous en ſentons un refreſchiſſement & un grand reconfort au dedans : c'eſt pour ce que l'humidité de l'eau eſt gracieuſe & paiſible, & qu'elle ne ſe debat point, là où celle du vin a une force & vehemence qui ne repoſe jamais, & qui n'eſt point benigne, ne bien convenable aux indiſpoſitions qui commancent à naiſtre : car

D 4

ſi lon craint les acrimonies aiguës, & les amer-
tumes que la faim & faute de manger engendre
dedans noſtre corps, ou ſi, comme font les
enfans, on trouve mauvais de ne ſe mettre
point à table pour manger avant que la fiebvre
ſoit venue, quand on ſe doubte qu'elle doive
venir, le boire de l'eau eſt un confin & un
entre-deux fort à propos pour cela : & bien
ſouvent nous offrons à Bacchus meſme les
ſacrifices que lon appelle Nephalia [1], pour ce
qu'il n'y a point de vin, nous accouſtumans
par là ſagement à ne deſirer pas tousjours boire
du vin. Minos [2] oſta du ſacrifice la fluſte & les
chappeaux de fleurs que lon porte ſur la teſte
pour quelque ennuy qu'il avoit, & toutefois
nous ſçavons très bien, que l'ame dolente n'eſt
par les fluſtes, ny par les fleurs & feſtons paſ-
ſionnée : là où il n'y a corps d'homme, tant
ſoit il fort & robuſte, que s'il eſt eſmeu &
enflammé, en y mettant encore du vin, n'en
ſoit bien griefvement offenſé [3].

XXXIX. On dit que les Lydiens en temps
de famine ne mangent que de deux jours l'un,
& ce pendant qu'ils paſſent leurs temps à jouer

---

[1] νηφάλια, ſacrifices de ſo-
briété.

[2] Minos, fils de Jupiter &
d'Europe, le plus ſage légiſlateur
de l'antiquité, donna le premier

des loix aux Crétois. Voyez T. I,
des Vies, dans celle de Théſée,
chap. XVIII.

[3] Voyez les Obſervations.

aux dez , & à d'autres jeux [1] : auſſi ſeroit il bien ſeant à un homme d'eſtude aimant les Muſes & les lettres , en temps qui auroit beſoing de ſoupper peu , & de manger moins, avoir devant ſoy la figure de quelque propoſition geometrique , ou bien un petit livre , ou une lyre , ou un lut , cela ne le laiſſera point emmener priſonnier à ſon ventre , ains luy divertiſſant & transferant ordinairement l'entendement de la table à ſes honeſtes paſſetemps là , chaſſera les appetits de boire & de manger, comme des harpyes avec les Muſes [2] : car il ne ſeroit pas raiſonnable qu'un Scythe en beuvant touchaſt ſouvent & feiſt ſonner la chorde de ſon arc, en reſveillant par cela ſon courage, qui autrement, ainſi comme ils diſent , s'en iroit laſchant & amoliſſant par le vin : & qu'un perſonnage Grec euſt crainte & honte d'eſtre mocqué de ce , qu'il eſſayeroit de refrener & reprimer un importun & violent appetit, par le moyen des livres & des lettres : ne plus ne

---

[1] « Le travail d'eſprit , & l'attention profondément fixée ſur un objet, occupe l'ame, & laiſſe toutes les fonctions du corps en ſuſpens. On rapporte que l'algébriſte Viette fut trois jours ſans manger , trois nuits de ſuite ſans dormir, pendant qu'il cherchoit à reconnoître un chiffre que le cardinal de Richelieu vouloit découvrir ». M. Lorry. Uſage des Alim. T. II, p. 234.

[2] Liſez : chaſſera avec le ſecours des Muſes, les appétits de boire & de manger, comme autant de harpies.

moins qu'en l'une des comedies de Menander il y a un macquereau, qui pour tenter de jeunes hommes fouppans enfemble en un feftin, leur amena de belles filles fur leur foupper, richement & proprement veftues & parées : mais chafcun de ces jeunes hommes, pour ne point voir ces belles filles au vifage, baiffoit la tefte, & mangeoit des confitures & patifferies qui eftoient fervies devant eulx.

XL. Les hommes addonnez à l'eftude des lettres, ont bien d'autres plus plaifants divertiffements, fi autrement ils ne peuvent arrefter & contenir cefte faim violente & canine, quand ils font à la table : car quant aux paroles des maiftres de luicte, & aux propos de quelques maiftres d'efcholes qui vont difant, que difputer des lettres à la table corrompt la viande que lon prent dedans l'eftomach, & fait mal à la tefte, il faudroit craindre cela fi nous voulions durant le repas nous mettre à refoudre de tels arguments fophiftiques, comme celuy que les Dialecticiens appellent l'Indien, ou que nous vouluffions difputer de tels fophifmes [1], comme

<hr>

[1] Un fophifme eft un argument faux dans le fond, qui péche ou dans les termes, ou dans la forme : ces fortes d'argumens peuvent être multipliés à l'infini. Les logiciens fe font plûs à leur donner différens noms : Plutarque ne parle ici que de l'*Indien*, & du *Cornu*, ou *maître*, fuivant Amyot, tous termes barbares, inventés par les fophiftes pour obfcurcir la vériré.

celuy qu'ils nomment le maiftre. Lon dit que la cyme du palmier[1] que lon appelle la cervelle, eft fort doulce à manger, mais qu'elle fait mal à la tefte : auffi les difputes efpineufes de la Logique ne font pas viandes bien propres ny plaifantes pour un foupper, plus toft feroient elles mal à la tête, & donneroient beaucoup de peine : mais s'ils ne nous veulent permettre de difcourir, d'ouir lire, & de devifer durant le foupper de quelques propos, qui avec l'honnefteté & l'utilité aient la doulceur attrayante, & le plaifir conjoint, nous les prierons de ne nous eftre point moleftes, ny importuns, ains de fe lever de la table, & s'en aller en leurs galleries, & en leurs parquets à luicte tenir ces propos là à leur efcholiers & champions de la luicte, lefquels ils retirent & deftournent de l'eftude des bonnes lettres, & les accouf-tumans à confumer les jours tous entiers à plaifainter & à dire mots de gaudifferie, ils les rendent à la fin, comme difoit le gentil Arifton[2], avec auffi peu de fentiment & auffi gras & bien huilez, comme font les coulonnes

---

[1] φοίνικος, *phœnicis.* Le palmier eft appellé *phœnix.* La facilité avec laquelle cet arbre fe multiplie, pourroit bien avoir donné lieu, remarque le nouvel éditeur de Pline, à la fable du phœnix qu'on dit renaître de fes cendres. Pline, Hift. nat. XIII, 9.

[2] Il y a eu plufieurs philofophes de ce nom. T. II, des Morales, p. 337, dans la note.

de pierres qui fouſtienent les portiques, ſoubs leſquels ils s'exercent & tienent leur eſchole de la luicte.

XLI. Et nous au contraire adjouſtans foy aux medecins, qui nous conſeillent de faire mettre tousjours quelque intervalle entre le ſoupper & le dormir, non [1] pas après avoir remply le corps de viande & avoir comprimé les eſprits, eſtans encore les morceaux tous cruds, & ne faiſans que commancer à bouillir, aggraver & empeſcher la concoction, là où il leur fault donner un peu d'eſpace, & un peu de loiſir de ſe raſſeoir.

XLII. Comme ceux qui veulent que lon meuve le corps après le repas, ne commandent pas que lon coure à toute bride, ny que lon eſcrime à toute oultrance, ains que lon ſe promene à l'aiſe tout bellement, ou que lon danſe tout doulcement : ainſi eſtimerons nous qu'il fault exercer noz entendemens après le ſoupper [2], non point d'affaires de profonde meditation, ny de diſputes ſophiſtiques qui tendent ou à oſtentation de grand & vif eſprit, ou qui

---

[1] Amyot eût dû traduire : De peur qu'après avoir remply le corps de viande, & avoir comprimé les eſprits, eſtans encore les morceaux tous cruds, & ne faiſans que commancer à bouil-lir, nous aggravions & empeſchions la concoction, tandis qu'il faut donner aux alimens un peu d'eſpace, & un peu de loiſir de ſe raſſeoir.

[2] Voyez les Obſervations.

efmeuvent à contention : mais il y a plufieurs
queftions naturelles, plaifantes à difputer, &
faciles à decider, & plufieurs beaux contes,
dont il fe peult tirer beaucoup de bonnes con-
fiderations & inftructions, pour former les
meurs, qui ont celle facilité [1], que le poëte
Homere appelle Menœces, c'eft à dire, cedant
au courroux, & ne point refiftant. Voilà pour-
quoy aucuns appellent plaifamment ceft exercice
de mouvoir & refoudre des queftions hiftoriales,
ou poëtiques, l'yffue de table & le deffert des
hommes ftudieux & doctes. Encore y a il d'autres devis plaifants, comme d'ouïr des contes
faits à plaifir, parler du jeu de la flufte, ou
de la lyre, qui donne quelquefois plus de
contentement, que d'ouïr la flufte ou la lyre
mefine [2].

---

[1] Qui ont cet avantage d'être, fuivant l'expreffion d'Homère, μενοεικέες, agréables à l'efprit.

[2] En effet qu'un homme d'efprit vous faffe dans la fociété des détails fur un art quelconque ; il captive fouvent plus l'attention, que ne le feroit l'exécution la mieux dirigée. Tel eft le charme de la converfation !

> De tous les arts, que l'homme admire fous les cieux,
> Celui de converfer eft le plus précieux.
> C'eft par lui que l'on peut dans un commerce aimable
> Goûter de l'amitié le charme inexplicable ;
> Lire dans les efprits, pénétrer dans les cœurs,
> Partager fes plaifirs, confoler fes douleurs.

Art de converfer, poëme par le P. André, dans fes Œuvres, T. II, p. 351.

XLIII. Et la marque du temps propre à tels entretenements [1] est, tant que lon sent que la viande s'affaisse bien dedans l'estomach, & que l'haleine monstre que la concoction se fait, & que la chaleur naturelle gaigne le dessus.

XLIV. Mais pource que Aristote estime que le promener après le soupper excite & souffle, par maniere de dire, la chaleur [2] : & le dormir, quand lon s'endort incontinent après soupper, l'amortit & l'estainct : & que les autres au contraire sont d'opinion, que le repos sert mieulx à la concoction, & que le mouvement empesche la digestion, qui est cause que les uns se promenent après le soupper, & les autres demeurent en repos : il me semble que lon satisferoit commodément à toutes les deux opinions, qui se tiendroit quoy & serré après le soupper, pour eschauffer son corps, & qui esveilleroit son ame sans la laisser appesantir d'oysiveté, ains aguiseroit & subtiliseroit un petit ses esprits, en devisant, ou escoutant deviser de propos gracieux & plaisans, non pas fascheux & poignans.

XLV. Au demourant quant aux vomissements, ou purgation du ventre, par le moyen de medecines laxatives, qui sont les malheureux

[1] Voyez les Observations.　　[2] Ibid.

reconforts & remedes de repletion , il n'en fault jamais ufer, fans très grande & urgente neceffité, au contraire de ce que font plufieurs qui rempliffent leurs corps, en intention de le vuider puis après, ou à l'oppofite, qui le vuident pour le remplir contre la nature, ne fe fafchans pas moins, mais eftans ordinairement plus marris d'eftre pleins, que d'eftre vuides, d'autant que telle repletion leur empefche le contentement de leurs cupiditez : au moyen dequoy ilz procurent que leur corps foit tousjours vuide de quelque chofe, comme eftant celle vuidange le propre champ de leurs voluptez. Or le dommage qui peult advenir de cela eft du tout evident, pour ce que l'un & l'autre apporte de grandes emotions & violentes lacerations au corps, mais le vomiffement amene un mal propre & particulier avantage , c'eft qu'il entretient & augmente un appetit infatiable : car il s'en engendre des faims violentes & turbulentes, comme quand le cours d'un ruiffeau eft empefché & arrefté [1], qui tirent à force la viande, laiffant tousjours un appetit, qui ne reffemble point au naturel, quand la nature a befoing de manger : mais [2] plus toft aux efchauffements & inflammations des medecines , ou des cataplafmes [3] : d'où

---

[1] Comme le cours d'un ruiffeau qui a efté empefché & arrefté.

[2] Mais qui reffemblent pluftôt.

[3] Il s'agit fans doute ici d'ap-

vient que les voluptez qui en procedent paſſent incontinent comme avortées & imparfaittes , eſtans accompagnées de grands battemens de pouls, & grandes torſions en leur jouiſſance , & après s'en enſuivent de douloureuſes tenſions , eſtouppements des conduits , & retentions des vents, qui n'attendent pas les naturelles ejeƈtions, ains vont diſcourant par tout le corps, ne plus ne moins que des vaiſſeaux ſurchargez , qui ont beſoing d'eſtre ſoulagez de leurs charges , plus toſt que remplis davantage. Et quant à l'emotion du ventre & des boyaux qui ſe fait avec drogues laxatives , elles gaſtent & reſolvent la vertu naturelle des parties , tellement qu'elles ſont cauſe qu'il s'engendre plus de ſuperfluitez , & plus d'excrements dedans le corps , qu'elles n'en tirent dehors. De maniere que c'eſt tout ne plus ne moins que ſi quelqu'un ſe faſchant de voir dedans ſa ville grand nombre de peuple Grec naturel habitant du païs , pour l'en chaſſer l'alloit rempliſſant de Tartares , ou d'Arabes eſtrangers [1] : ainſi ſe meſcomptent grandement aucuns , qui pour jetter hors de leurs corps des humeurs ſuperflues, qui leur ſont domeſtiques

<hr>

plication de ventouſes qui occaſionnent des inflammations dont on ne peut arrêter les progrès que par les boiſſons abondantes.

[1] Plutarque nous fait voir par cette ingénieuſe comparaiſon l'abus & les inconvéniens du trop fréquent uſage des médecines.

          &c.

& familieres , jettent dedans je ne ſçay quelle graine, que lon appelle cocque Gnidien [1], ou de la ſcammonée [2], & autres telles drogues de loingtain païs , qui n'ont aucune convenance avec noz corps, & qui auroient plus toſt beſoin d'eſtre purgées & jettées hors du corps elles meſmes , que puiſſance de vuider & chaſſer ce dont la nature ſe trouveroit chargée.

XLVI. Le meilleur donques eſt par ſobrieté, & bonne reigle de vivre, rendre ſon corps bien compoſé , pour ſouſtenir tantoſt une evacuation , & tantoſt une repletion : mais ſi d'aventure il eſt force quelquefois uſer aucunement de l'un ou de l'autre, il fault provoquer le vomiſſement, ſans uſer de drogues medicinales [3], ny autre curioſité, en ne troublant rien au dedans , ains ſeulement pour eviter une crudité , rejetter ce qui ſeroit de trop , & qui ne ſe pourroit parachever de cuyre : car tout ainſi que les linges & draps qui ſe nettoyent avec du ſavon , cendres & autres matieres abſterſives s'uſent bien plus que ceulx que lon lave avec l'eau ſimple : auſſi

---

[1] *Thymelæa,* dont les feuilles ſont ſemblables à celle du lin, appellé autrement le *Cneorum,* le *Garou.* Pline, Hiſt. natur. XIII, 35.

[2] Suc réſineux qui découle, par inciſion, de la racine d'une plante rampante qui croît en pluſieurs lieux de l'Aſie. Voyez ſur ſes effets en médecine, Pline, Hiſt. nat. XXVI, 38. Le garou & la ſcammonée ſont deux violens purgatifs.

[3] Voyez les Obſervations.

les vomiſſements qui ſont provoquez avec des medecines, offenſent bien plus le corps, & en gaſtent la complexion.

XLVII. Et quand le ventre eſt arreſté, il n'y a drogue qui le laſche ſi doulcement, ne qui le provocque ſi aiſément à le deſcharger, comme font aucunes viandes, dont l'experience nous eſt très familiere, & l'uſage ne nous apporte aucune douleur : mais ſi d'aventure il eſtoit ſi fort endurcy, qu'il ne vouluſt pas obeïr, ne ceder à ces viandes là, alors il faudroit par pluſieurs jours boire de l'eau, jeuner, ou prendre un clyſtere, plus toſt que de prendre de ces medecines laxatives, qui corrompent tout le corps, & le mettent ſans deſſus deſſoubs : auſquelles toutefois pluſieurs courent facilement, ne plus ne moins que les folles femmes qui uſent de certains medicaments pour ſe faire avorter, & jetter le fruict qu'elles ont conceu, à fin de ſe faire incontinent remplir une autre fois, & qu'elles en aient tant plus de plaiſir. Mais à tant eſt-ce aſſez parlé de ce propos là.

XLVIII. Au contraire auſſi ceulx qui entrejettent des jeunes à poinct nommé trop exactement & trop regleement obſervez par certain circuit de jours, enſeignent à la nature, ſans qu'elle en ait beſoing, d'avoir beſoing d'un reſſerrement, & de ſe rendre neceſſaire une

abſtinence d'aliments, qui de ſoy n'eſtoit point
neceſſaire à temps prefix, que [1] demande la
couſtume à quoy on l'a aſſervie. Car il eſt bien
meilleur uſer de tels chaſtiments envers ſon
corps librement, ſans qu'il en ait aucun pre-
ſentiment, ny aucune ſuſpicion [2] : au demourant
compoſer le reſte de ſa maniere de vivre, en
ſorte qu'elle ſe puiſſe accommoder & obeïr à
toutes diverſes occurrences, non pas demourer

[1] Et que.

[2] Ce conſeil de Plutarque eſt puiſé dans la nature même : Car « c'eſt par les variations modé- » rées des ſenſations, que peut » s'augmenter & s'accroître la » force du corps & du ſyſtême » des fibres, comme c'eſt par les » exercices continués de l'eſprit, » qu'on en augmente la portée » & l'étendue ». Lorry, Uſage des Alim. T. II, p. 45. On trouve en cet endroit ce paſſage de Celſe, lib. I, cap. 1 : *Sanus homo & qui bene valet nullis obligare ſe legibus debet. Hunc oportet habere varium vitæ genus, &c. Si quidem ignavia corpus hebetat, labor firmat.*

Dans les chapitres précédens Plutarque n'a omis aucune des raiſons les plus propres à nous faire comprendre les inconvéniens de la gourmandiſe & de la ré- plétion, il cherche dans celui-ci, à détruire le ſyſtême de ceux qui ſe livrent à une diéte trop auſtère & trop continue. C'eſt bien ici le lieu de faire la même réflexion que Pline, XXVI, 28. « Que » les hommes ſont occupés » de leur eſtomach ! la plu- » part ne s'attachent qu'à le » ſatisfaire. Car tantôt il refuſe » le paſſage aux alimens, tantôt » il les rejette, quelquefois il » ne peut les contenir, d'autres » fois il ne les digère pas. Auſſi » la mort y puiſe-t-elle ſes plus » cruels traits. Dangereuſe por- » tion de nous-mêmes ! c'eſt un » créancier qui toujours demande » & importune : preſque lui ſeul » fait naître les vœux de l'avarice, » les recherches de la volupté : » c'eſt pour lui qu'on parcourt » les mers, & que l'on fouille » leurs abymes : & ſes fonctions » dégoûtantes ne le font appré- » cier par perſonne ». Le ſage ſeul fait s'occuper d'objets plus dignes de lui-même.

attachée ne liée à une seule forme de vivre, asservie à certains jours, certains nombres, & certain circuit de temps : car cela n'est ny seur, ny facile, ny civil, ny pas humain : ains ressemblant plus proprement à la vie d'une ouystre, ou d'un tronc d'arbre, de se rendre ainsi subject, sans pouvoir aucunement jamais changer ny diversifier, ny en viandes, ny en jeunes & abstinences, ny en mouvements, ny en repos, ains demourer tousjours clos & couvert en une vie ombrageuse, oysive, à par soy, sans conversation d'amis, sans participation d'honneurs, loing de toute administration de la chose publique, cela est par trop se resserrer, à mon advis.

XLIX. Car la santé ne se doit point achetter avec l'oysifveté, & la paresse de ne rien faire, qui sont les principaux inconvenients & maulx qu'il y a ès maladies : car c'est tout ne plus ne moins, que si quelqu'un vouloit bien contregarder ses yeux par ne les employer point à regarder, & sa voix par ne point parler, qui penseroit que la santé pour se bien conserver eust necessairement besoing d'un continuel repos, & de ne jamais rien faire : car l'homme qui est sain, ne sçauroit mieulx faire pour bien entretenir sa santé, que de s'emploier à plusieurs beaux & bons offices d'humanité. C'est doncques un grand abus d'estimer qu'oysifveté soit saine ou falubre [1], attendu qu'elle deftruit la fin de la fanté : & n'eft pas veritable, que ceulx qui font le moins foient les plus fains : car Xeno-crates [2] n'eftoit point plus fain que Phocion [3], ne Theophraftus [4] plus que Demetrius [5], & n'a de rien fervy à Epicurus ny aux Epicuriens, pour acquerir celle tranquillité de la chair, dont ils font fi grand cas, & qu'ils louënt fi hautement, de fuir toute entremife de gouvernement & d'adminiftration honorable & publique, ains faut par autres provifions & moyens entretenir la difpofition & habitude du corps, qui

[1] Voyez les Obfervations.

[2] Célèbre philofophe de l'anti-quité. Voyez T. II, des Morales, p. 349, dans la note.

[3] Un des plus fameux généraux de la Grèce. Voyez fa Vie dans Plutarque, & les notes du T. II, des Morales, p. 121 & 269.

[4] Difciple d'Ariftote. Théo-phrafte étoit d'Erefe, ville de Lesbos, fils d'un foulon. Voyez fa Vie dans Diogene Laërce. Voyez auffi T. II, des Morales, p. 19 & 118, dans les notes. Nous avons de ce philofophe le traité des *Caracteres des Mœurs*, ouvrage qui a fervi de modele à M. de la Bruyere, & « Où l'on » ne peut s'empêcher de recon- » noître la premiere fource de » tout le comique : je dis de » celui qui eft épuré des pointes,

» des obfcénités, des équivo- » ques, qui eft pris dans la na- » ture, qui fait rire les fages » & les vertueux ». Caracteres de la Bruyere, T. I, p. 6.

[5] Roi de Macédoine. Nous avons fa Vie dans Plutarque. Voyez fur ce grand prince les notes & les Obfervations pré-cieufes & intéreffantes de M. de Vauvilliers, T. II, des Morales, p. 263, & T. III, p. 467.

Démétrius de Phalère, philo-fophe lui-même, & difciple de Théophrafte, ne peut être ici oppofé à fon maître comme un exemple de vie active, quoiqu'il ait gouverné la ville d'Athènes avec beaucoup de fageffe, pen-dant plufieurs années. Diogène Laërce, *in Demet.* & T. I, des Vies, p. 39.

E 3

eſt ſelon nature, eſtant certain que toute ſorte de vie reçoit & maladie & ſanté.

L. Toutefois le perſonnage dont il eſt queſtion dit, qu'il falloit recorder aux hommes politiques, & de gouvernement, le contraire de ce que Platon admoneſtoit les jeunes gens au ſortir de ſon eſchole : car il leur ſouloit dire, « Or » ſus enfans adviſez d'emploier voſtre loyſir à » quelque paſſetemps honeſte » : mais nous recorderions volontiers à ceux qui s'entremettent des affaires de la choſe publique, d'emploier leur labeur à choſes honeſtes & neceſſaires, & non pas ſe tuer le cœur & le corps pour choſes legeres, & de bien peu de conſequence, comme fait une bonne partie des hommes qui, ſe tourmentent pour neant, ſe travaillans de veilles, d'allées & de venues, & de courſes çà & là, pour choſes qui ne ſont bien ſouvent ny bonnes, ny honeſtes, ains pour faire honte à quelqu'un par envie qu'ils lui portent, ou par opiniaſtreté, ou pour quelques vaines & folles opinions qu'ils pourſuivent : car je penſe que c'eſt à telles gens principalement que Democritus diſoit, que ſi le corps mettoit l'ame en procès, & l'appelloit en juſtice, en matiere de reparation de dommage, jamais elle ne ſe ſauveroit qu'elle ne fuſt condamnée en l'amende : & je ne ſçay ſi Theophraſtus diſoit bien vray, quand il affermoit par une maniere de tranflation ^{1} , que l'ame payoit bien le louage de fa demeurance au corps : car le corps reçoit plus de mal de l'ame qui n'ufe pas de luy felon raifon, & ne le traitte pas ainfi comme il appartient : pour ce que quand elle a fes propres & peculieres paffions, & quelques entreprifes ou affections, elle abufe de luy, fans en rien l'efpargner.

LI. Or le tyran Jafon ^{2}, ne fçay pour quelle occafion, fouloit dire qu'il falloit faire beaucoup de petites chofes injuftement, qui en vouloit faire une bien grande juftement : auffi pourrions nous bien confeiller à l'homme d'eftat & de gouvernement, qu'il ne feift pas cas des chofes legeres, ains ne s'en feift que jouer, & fe repofer en icelles, s'il veut n'avoir point le corps rompu, ne foulé, ne recreu, quand il le faudra employer aux grandes & belles, ains qu'il foit tout refait à loifir, ne plus ne moins que les vaiffeaux vieux que lon tire en terre, pour les rhabiller, à fin que de rechef, quand l'ame le voudra conduire & remettre aux affaires, il y aille plus difpos,

Comme un poulain fuit la jument qu'il tette.

LII. Et pourtant quand les affaires le per-

---

^{1} Par métaphore.
^{2} Tyran de Phères. Voyez le Tome II, des Morales, p. 213.

E 3

mettent , il se faut refaire & revenir , sans plaindre ny espargner au corps le dormir , ny le boire , & le manger , ny le repos qui est mestoyen entre plaisir & desplaisir , n'observans pas la regle que la plus part des hommes gardent , & en la gardant perdent & affolent [1] le corps par soudaines mutations , ne plus ne moins que le fer [2] que lon trempe : car lors qu'il [3] est bien rompu & foulé de travaux , ils le vont fondre & dissoudre en voluptez excessives & demesurées , puis tout soudain , lors qu'il est tout fondu & affoibly du plaisir de Venus , ou d'avoir bien beu , ils le vous tirent ou aux travaux du palais , ou de la court , à la solicitation de quelque affaire de grande importance , ayant besoing de chaude & vehemente poursuitte. Le philosophe Heraclitus estant tombé en une maladie d'hydropisie , disoit à son medecin , qu'il feist d'une grande pluye une grande secheresse : Les hommes aussi font ordinairement de grandes & lourdes fautes , quand ils baillent leurs corps à fondre , & à lascher aux voluptez, lors qu'ils sont bien las , recreus , & foulez de labeur : & puis de rechef les roidissent & retendent au contraire : car la nature ne desire ,

---

[1] Fatiguent.... Affoler, causer dommage, nuire.

[2] Fer rouge.

[3] Lorsque le corps.

ny ne demande point ce foudain changement, ains eſt l'incontinence & laſcheté de l'ame, qui fe laiſſe defordonneement aller aux plaiſirs & voluptez, au fortir des laborieux exercices, ainſi comme font ordinairement les gens de marine, qui foudainement après les voluptez fe rejettent de rechef à la pourſuitte du gaing, & à penſer à leurs affaires, ne donnans pas loiſir à la nature de jouir du repos, & de la quoye tranquillité [1], dont elle a befoing, ains l'en jettent incontinent dehors, & la mettent fans deſſus deſſoubs par le moyen de ceſte inegalité :

LIII. Mais les hommes adviſez fe gardent bien de donner des voluptez à leur corps, lors qu'il eſt rompu de travail, car ils n'en ont que faire : & les mefpriſent, ou ne s'en fou-vienent du tout point, ayans tousjours l'efprit tendu à la confideration de l'honeſteté & beauté de la chofe qu'ils ont envie de faire [2], amor-

---

[1] M. de Voltaire, difcours IV, *de la Modération*, dit très bien :

« Tout vouloir eſt d'un fou, l'excès eſt fon partage.
» La modération eſt le tréfor du fage ».

[2] Voilà donc l'utilité du travail : c'eſt de fouſtraire l'homme à l'empire des paſſions, en l'attachant par goût à la recherche de la vérité, & à l'étude du vrai beau. D'après cette réflexion il eſt aifé de conclure que le précepte du travail, qui eſt de la

tiſſans toute aiſe & toute ſolicitude de leur ame par autres cupiditez : comme lon trouve eſcript qu'Epaminondas dit en jouant, d'un fort homme de bien & vaillant, qui mourut en ſon liƈt de maladie, environ le temps de la guerre Leuctrique : « ô Hercules, comment a ceſt homme » eu loiſir de mourir entre tant d'affaires ! autant en pourroit on dire à la verité d'un perſonnage qui auroit en main quelque grand affaire, en matiere de gouvernement, ou bien quelque traitté de philoſophie, Comment un tel homme pourroit il avoir loiſir ou de s'enyvrer, ou de gourmander, ou de paillarder ? mais les ſages quand ils ſont hors d'affaires, ils mettent alors leurs corps en repos, les deſchargent de travaux inutiles, & encore plus de voluptez ſuperflues & non neceſſaires, les fuyans comme choſe ennemie & contraire à la nature.

LIV. Il me ſouvient d'avoir entendu que Tibere Cæſar ſouloit dire, que l'homme qui a ſoixante ans [1] paſſez merite d'eſtre mocqué, quand il tend la main au medecin pour ſe faire taſter le pouls : quant à moy je treuve ce dire là un peu trop crud, mais bien me ſemble il

---

plus grande conſéquence pour tout le monde, l'eſt ſur-tout pour les tempéramens ardens & pour les ames ſenſibles.

[1] Liſez : *trente ans*, Sueton. *in Tiber.* 68, & Tacit. Annal. VI, 46. Voyez les Obſervations.

veritable, qu'il faut qu'un chafcun cognoiffe les particularitez de fon pouls, pour ce qu'il y a beaucoup de diverfitez en un chafcun de nous, & qu'il ne foit point ignorant de la particuliere complexion de fon corps, tant en chaleur, qu'en fechereffe, & quelles chofes luy font bien, & quelles chofes luy font mal, quand il en ufe.

LV. Car celuy là ne fe fent pas foy-mefme, & demeure fourd & aveugle, comme en un corps emprunté, qui veult apprendre ces particularitez là d'un autre que de luy mefme, & qui va demandant au medecin, s'il fe treuve mieux en efté qu'en hyver, & s'il prend plus aifeement les chofes feches que les humides, & s'il a naturellement le pouls fort ou foible, hafté ou lent [1] : car ce font chofes utiles à fçavoir, & aifées à apprendre, d'autant que nous le pouvons efprouver à toute heure, veu qu'il eft tousjours quant & nous.

LVI. Auffi fault il cognoiftre entre les viandes & entre les breuvages, plus toft ceux qui font bons à noftre eftomac, que ceux qui font plaifans à la langue, & fçavoir par experience cela qui fait bien à l'eftomac, plus toft que cela qui l'offenfe : & ce qui trouble & empefche

---

[1] Voyez les Obfervations.

la concoction, plus toſt que ce qui eſt agreable ,
& qui chatouille le gouſt : car demander au
medecin quelle choſe eſt facile à digerer , &
quelle ne l'eſt pas , & quelle choſe laſche le
ventre , & quelle le reſtrainct , cela me ſemble
auſſi laid , que de luy demander que c'eſt qui
eſt amer , & que c'eſt qui eſt doux , ou bruſque
& auſtere [1].

LVII. Et toutefois nous en voions pluſieurs
qui ſçavent bien reprendre les cuiſiniers , quand
ils ont fait un potage ou une ſaulſe trop doulce ,
ou trop aigre , ou trop ſallée , & ne diſcernent
pas ce qui eſtant mis dedans leur corps ne leur
fera point de mal , ou leur fera profitable : tellement que bien peu ſouvent il y a faulte , que

[1] On ne devroit répondre à de pareilles queſtions qu'avec ce ton d'ironie & de perſiflage, que M. de la Bruyere a ſi bien ſaiſi dans la conſultation qu'on prétend avoir été donnée à Madame de Monteſpan par un médecin, aux eaux de Bourbon , où elle alloit ſouvent pour des maladies imaginaires. « Irène dit qu'elle » eſt le ſoir ſans appétit : l'Eſ » culape lui ordonne de dîner » peu. Elle ajoute qu'elle eſt » ſujette à des inſomnies, & il » lui preſcrit de n'être au lit » que pendant la nuit. Elle dit » qu'elle eſt peſante , & de » mande le remede : l'oracle lui » répond qu'elle doit ſe lever » avant midi, & quelquefois ſe » ſervir de ſes jambes pour mar » cher. Le vin m'incommode, dit » Irène : buvez de l'eau, dit Eſ » culape. J'ai des indigeſtions;... » faites diéte : ma vue s'affoiblit;... » prenez des lunettes : je m'af » foiblis moi-même ;... c'eſt que » vous vieilliſſez. Mais quel » moyen de guérir de cette lan » gueur?... le plus court, Irène , » c'eſt de mourir ». Caractéres de la Bruyere, Chap. XI, de l'homme.

leur potage ne foit bien affaifonné : & au contraire, par ne vouloir bien affaifonner tout leur corps, ains le desbaucher tous les jours, ils donnent beaucoup d'affaires aux medecins : car ils ne jugent pas le potage eftre le meilleur, qui eft le plus doux, ains y meflent plufieurs jus, aigres, ou verds, pour luy donner un peu de pointe [1] : & à l'oppofite ils fourrent dedans leurs corps toutes les douceurs des voluptez jufques à cœur faoul, ignorans ou bien ne fe fouvenans pas, que la nature attache tousjours aux chofes qui font utiles & falubres, un plaifir non mixtionné de defplaifir, & dont on ne fe repent jamais : mais auffi faut il avoir en memoire les chofes qui font propres & convenables au corps, ou contraires aux mutations des faifons de l'an, & autres qualitez & proprietez de l'air, pour fçavoir accommoder proprement à une chafcune faifon fa maniere de vivre [2].

LVIII. Au refte quant aux inconveniens procedans de chicheté, ou d'avarice & ardeur de gaigner, à la faifon que lon ferre les fruicts, pour les loger & garder à force de veiller, de courir & tracaffer çà & là, ils font paroir

---

[1] « Un potage de fanté bien naturel, qui ne fera ni trop, ni trop peu fait, ni trop confommé, fe doit préférer pour un ordinaire à tous les autres, tant par la jufteffe de fon goût que par l'utilité de fon ufage ». S. Evremond.

[2] Voyez les Obfervations.

au dehors les vices & les tares qui font au dedans du corps : mais il ne faut pas craindre que tels accidents advienent aux perfonnes doctes & ftudieufes, ny à gens d'eftat & d'honneur, aufquels principalement s'adreffe ce difcours.

LIX. Mais il faut qu'eux prennent garde, & fuyent une autre forte de chicheté & d'avarice, en matiere d'eftude & de lettres, laquelle fait qu'ils mettent en nonchaloir, & n'ont aucun efgard à leurs pauvres corps, qui bien fouvent n'en peuvent plus, tant ils les ont travaillez : & neantmoins ne leur pardonnent point encore, ains les contraignent de faire à l'envy, (eux qui font frefles & mortels), de l'entendement & de l'efprit qui eft immortel, & ce qui eft terreftre, venu de la terre, à l'envy de ce qui eft celefte. Et puis [1] le bœuf dit au chameau fon compagnon au fervice d'un mefme maiftre, « Tu ne me veux pas maintenant foulager » d'une partie de ma charge, mais bien toft tu » porteras tout ce que je porte, & moy avecques » davantage ». Comme il advint par la mort du bœuf, qui demoura foubs le faix. Ainfi en

---

[1] Et puis il arrive ce que nous lifons dans la fable du Bœuf & du Chameau : le Bœuf dit... On trouve cette même fable fous d'autres noms dans Efope, *fab.* CXXV, & dans la Fontaine, L. VI, *fab.* 16, *le Cheval & l'Ane.*

prent il à l'ame, qui ne veut pas donner au pauvre corps las & recreu, un peu de relasche & de repos : car peu après il luy survient une fiebvre, ou un mal de teste, avec un esblouïssement d'yeux, qui la contrainct de quitter & abandonner livres, lettres & estudes, & est finablement forcée de languir, & demourer au lict malade quant & luy.

LX. Parquoy Platon nous admonestoit sagement, de ne remuer & n'exercer point le corps sans l'ame, ny l'ame aussi sans le corps, ains les conduire egalement tous deux, comme une couple de chevaux attelez à un mesme timon ensemble, attendu que le corps besongne & travaille quant & l'ame, au moyen dequoy il en faut avoir un très grand soing, & luy rendre le traictement qui luy appartient, à fin de luy entretenir la belle, bonne, & desirable santé [1],

[1] M. de Fontenelles avoit bien compris toute l'importance de ce précepte. « A peine ce grand personnage a-t-il vu le jour, qu'il semble prêt de rentrer dans le néant, il parvient cependant à sa centieme année, quoiqu'il eût paru ne devoir pas respirer une heure. Il dut cette longue vie à l'accord harmonieux de son corps avec son ame. Dès sa premiere jeunesse, il se fit une habitude d'épargner à ses organes tout ce qui pouvoit les altérer. Son ame, que le repos du corps conspiroit à maintenir dans une assiette paisible, évita toutes les passions tumultueuses ; la haine ou la colère lui eussent trop coûté : sourd aux critiques, il étoit cependant sensible à la louange, qu'il goûtoit avec plaisir sans en être enivré ; habituellement gai, il a su s'affliger sans trouble : jamais il n'a ri ni pleuré

fachans que le plus grand & le plus fingulier
bien qui en procede, c'eft, que l'un ne l'autre
à faute de bonne difpofition n'eft empefché de
cognoiftre la vertu, & d'en ufer, tant en lettres comme ès actions de la vie humaine [1].

» avec excès. *C'étoit*, dit M. le
» Beau, *un vafe d'une matiere fine*
» *& d'un ouvrage délicat, que la*
» *nature avoit placé au milieu de*
» *la France pour l'ornement de*
» *fon fiecle, & qui fubfifta long-*
» *temps fans aucun dommage,*
» *parce qu'il ne changeoit pas de*
» *place, ou qu'il n'étoit remué*
» *qu'avec précaution.* Cette lu-
» miere des Académies s'éteignit
» fans effort, le 9 Janvier 1757,
» après avoir été près d'un fiecle
» entier, un prodige de fanté,
» d'efprit, d'égalité d'ame &
» de connoiffances ». Mémoires
de Trévoux. Vol. de Juin 1762,
p. 1376.

[1] Tout ce traité fur la fanté fe réduit donc à ces trois grands princi-
pes: USER D'UN RÉGIME MODÉRÉ,
S'ABSTENIR DE RÉMÈDES ET TEM-
PÉRER SES PASSIONS. « Vous ne
» fauriez avoir trop d'attention
» pour le régime ; trop de pré-
» caution contre les remedes,
» dit S. Evremond. Le régime
» entretient la fanté & les plai-
» firs : les remedes font des
» maux préfens, dans une vue
» affez incertaine du bien à ve-
» nir ». T. IV, p. 76. « La fa-
» geffe humaine ou la route du
» vrai bonheur, fuivant la re-
» marque judicieufe de J. J.
» Rouffeau, confifte à diminuer
» l'excès de fes defirs fur fes fa-
» cultés, & à mettre en égalité
» parfaite la puiffance & la vo-
» lonté.... Plus l'homme eft refté
» près de fa condition naturelle,
» plus la différence de fes facultés
» à fes defirs eft petite, & moins
» il eft éloigné d'être heureux ».
Cité par M. l'abbé de Gourcy, dans
fon *Effai fur le bonheur*, p. 63.

OBSERVATIONS

OBSERVATIONS

SUR LE TRAITÉ DE LA SANTÉ,

Par M. F. N. Simonet, Docteur-Régent de la Faculté de Médecine de Paris.

Chap. II, pag. 6. L'entrée de ce dialogue est un monument de l'éternelle rivalité de la Philosophie & de la Médecine. Moschion félicite son interlocuteur d'avoir éconduit le médecin Glaucus qui ne demandoit qu'à *conférer & communiquer.* Du côté des médecins, Voyez Hippocrate & Gallien, *passim.*

L'historique de cette longue querelle, sans cesse renouvellée par les philosophes, fourniroit la matiere d'un mémoire curieux : & si on vouloit en rechercher les causes, on y verroit jouer un rôle à la *jalousie de métier*, qui devoit naître entre deux sciences qui affectent l'empire sur l'homme, & se disputent l'honneur de le gouverner. Chemin faisant, on les verroit toutes deux éprouver le même sort, lorsque toutes deux tombées en roture, elles furent bannies de Rome avec les esclaves qui les exerçoient. On verroit une suite de traits de ressemblance & de contrariété par lesquels elles s'unissent & se repoussent : toutes deux ayant des écoles & des sectes opposées, la médecine ayant ses charlatans, la philosophie, ses sophistes. Mais une des causes principales découle de leur nature & de leur but. La philosophie qui alloit de la géométrie à la dialectique, de celle-ci à la musique, à l'astronomie, &c. sembloit avoir pour but de former l'esprit, en le faisant passer par toutes ces *disciplines.* Courant par-tout armée de l'esprit de systême, le but de ses excursions étoit moins de rap-

F

porter des vérités, que l'espoir & la prétention de la vérité, moins de cultiver aucune de ces sciences, que de former un philosophe : elle étoit par-tout , & n'étoit nulle part. La médecine plus stable, occupée d'un but important, à qui le rapide progrès des maladies ne laissoit pas de temps à perdre, voyoit avec peine cette hôtesse incommode & *parliere* , entrer dans ses domaines, y étaler son babil & ses subtilités dialectiques. Hippocrate qui a réduit toute la médecine à l'observation, assez fort de son génie pour se passer des secours que vouloit lui donner la philosophie , ou plutôt philosophe lui-même, mais philosophe pratique; Hippocrate dont le premier axiome est , *Vita brevis , ars longa ; occasio præceps , judicium difficile* , ne devoit pas être l'ami des philosophes de son tems.

Mais si Hippocrate n'avoit pas besoin des ressources de la philosophie, les hommes de sa trempe sont-ils assez communs, pour qu'on retranche de la médecine toutes les sciences qui ornent, soutiennent & étendent l'esprit ? L'art se suffit-il à lui-même? Ou bien n'est-il pas à craindre qu'en lui ouvrant tant de routes, l'artiste ne s'égare, ou même qu'on ne voie encore de prétendus bienfaiteurs du genre humain arriver par une de ces routes jusqu'à la médecine, pour y introduire les innovations les plus absurdes & les plus dangereuses ? Nous abandonnons ces questions à la sagacité du lecteur.

CHAP. IV, p. 7. Plutarque veut attirer son lecteur à l'étude de la médecine , & plus bas il veut que les *philosophes discourent des choses saines & malsaines, pour labourer en un champ commun avec les médecins.* Voilà les philosophes confondus avec les médecins. Pour les premiers , on peut dire que quand leur curiosité philosophique se bornera à développer éloquemment le danger des passions , l'abus des jouiſſances , l'utilité de la tempérance & de la modération en tout, alors elle ſervira utilement la médecine. Si elle va juſqu'à donner les préceptes détaillés de l'hygiène , & qu'elle rempliſſe ſon but , le philoſophe ſeroit médecin , & leur prééminence n'eſt plus qu'une queſtion oiſeuſe. Sans ces conditions , on ne trouve plus dans les écrits des philoſophes , lorſqu'ils traitent de la médecine, qu'abſurdités & ſuperſtitions. Pline & Caton en fourniſſent la preuve. Chaque école de philoſophie preſcrivoit un régime à ſes diſciples. On connoît celui de Pythagore. Les orateurs , les acteurs de théâtre avoient auſſi le leur, & quoiqu'ils fuſſent bien dirigés vers le but de ces profeſſions, la médecine , qui ne connoît pas ces intérêts particuliers, trouveroit dans tous à reprendre ; Gallien déſapprouve hautement & même avec une ſorte de colere le régime athlétique.

CHAP. VI , pag. 8. Ce précepte que Zeuxippus avoit avancé *en jouant & non pas trop à certes ;* & que Glaucus *alloit reprenant* , eſt pourtant un des trois auxquels Boerhaave réduiſoit toute la médecine prophylactique : *la tête fraîche , le ventre libre & les pieds chauds ;* car par le mot χεὶρ les Anciens entendoient la main & le pied qu'ils appelloient la grande main.

Ibid. Il n'eſt preſque pas de profeſſion qui , par ſes habitudes propres, n'apporte ainſi quelqu'*accoutumance* , *uſance* ou cauſe prédiſpoſante à quelque maladie, ou affection morbifique. Voyez Ramazzini , *de Morbis artificum.*

On en peut dire autant de toute erreur de régime devenue habitude. Chacun doit donc ſe ſurveiller lui-même ſur les dangers pour ſa ſanté , auxquels ſon état ou ſon inclination l'expoſe , & corriger cette tendance par les préceptes de l'hygiène ou médecine prophylactique.

Il feroit trop long de détailler ici toutes les maladies auxquelles certaines professions nous exposent. Nous nous contenterons de remarquer que souvent on ne parvient à les guérir qu'en faisant interrompre au malade l'exercice de fa profession, & que même quelquefois ce feul moyen suffit.

Mais ces *ufances* & *accoutumances* de Plutarque qui font partie de la féméiotique [1], deviennent bien plus inté-reffantes, fi l'on veut y voir avec les médecins, des pré-fages certains de maladies annoncées de loin par des fignes avant-coureurs. Ces fignes, qui affectent peu la fanté, font ordinairement négligés par des perfonnes d'ailleurs bien portantes, & fouvent même ont fait donner aux mé-decins le nom de *prophêtes de malheur*. Sans craindre ce reproche, j'en rapporterai quelques exemples, dont chacun pourra faire l'application à quelque cas particulier, & qui réveilleront peut-être l'attention qu'on devroit avoir de confulter les médecins fur des faits qu'on regarde comme trop indifférens.

Les éternuemens fréquens & fans caufe bien connue, indiquent une difpofition aux maladies de poitrine; *mor-bum diuturnum portendunt*, dit Hippocrate.

La facilité à prendre le froid aux pieds, eft un figne de débilité dans les vifcères.

La dilatation extraordinaire de la pupille eft l'avant-coureur de la goutte fereine.

Une voix fortement fonante & comme creufe dans un corps grêle, avertit de craindre la phtifie pulmonaire.

Cette même maladie eft quelquefois annoncée par des indices dont on croiroit devoir fe féliciter. Tels font, des talens hors de l'ordre commun & trop brillans peut-être, un excellent appétit, l'aptitude héroïque aux plaifirs de l'amour, &c.

[1] Doctrine des fignes.

Les maladies du foie peuvent se prédire long-temps avant que le malade ressente aucune douleur à ce viscere par l'état de la peau grippée & comme enfoncée sur l'articulation des phalanges à la main droite.

La main gauche prédit de même pour la rate. Toutes les deux, ainsi que les bras, prédisent aussi pour la poitrine & les deux viscères auxiliaires de la digestion, quand on veut les observer.

Ces exemples que nous avons pris au hazard pourroient se multiplier à l'infini. Ce que nous en avons rapporté suffira pour appuyer un avis que nous avons cru utile.

CHAP. VII. pag. 9. Les Anciens qui dans leur pratique médicale, usoient plus que les Modernes, des grands moyens naturels de la diète & de la gymnastique, auxquels nous avons substitué trop de petites formules pharmaceutiques, faisoient faire usage à leurs malades des chairs de différens animaux, suivant l'indication, dans les maladies qu'ils appelloient *totius substantia.*

Sur ces différens exercices de la gymnastique, dont les principaux étoient la lutte, la promenade au soleil ou *apricatio*, la lecture à haute voix, *lectio clarâ voce*, les routes faites dans des voitures un peu rudes, *vectio in rhedâ*, &c. On peut consulter le savant Traité de Mercurialis : *de Gymnasticâ veterum.*

CHAP. VIII. pag. 12. Ce précepte est d'un philosophe ami de l'homme, & ne peut qu'être approuvé par la médecine, qui même conseille de passer quelquefois les bornes ordinaires, soit à table, soit dans les exercices ; parce qu'il est utile de développer de tems en tems toutes ses forces qui par-là s'augmentent en donnant au corps un plus puissant équilibre, & à l'ame plus d'assurance contre les dangers d'une occasion de contrainte.

M. de Buffon prétend qu'on ne peut jouir de toute fa fanté qu'en portant fans ceffe jufqu'au plus haut degré l'énergie de toutes les fonctions, prenant par exemple autant d'alimens que l'eftomac en peut contenir, s'exerçant en tout genre auffi long-tems & auffi violemment que les forces le permettent. Nous convenons que cette manière de vivre peut donner à celui qui l'adopteroit toute la force qu'il peut avoir ; mais s'accorde-t-elle avec les devoirs de la fociété ? N'eft-il pas dangereux de la confeiller à l'homme toujours porté aux excès, & qui a une pente fi forte à mettre l'abus à côté de la jouiffance ? N'eft-ce pas l'expofer à vivre moins long-tems pour vivre plus fortement ?

CHAP. XIV, page 18. On appelle *forbet*, la liqueur dont la congellation artificielle forme les glaces. C'eft ordinairement le fuc exprimé des fruits, le chocolat, la crême, la limonade, & toutes les efpeces de boiffons agréables ; car on peut faire des glaces avec toutes les matieres qui peuvent fervir de breuvage. La forbetiere eft un vafe cylindrique & arrondi par fon extrémité : il eft fait d'étain battu très-mince, l'anfe arrondie qu'il porte à fon extrémité, fert à lui donner un mouvement de rotation très-rapide dans un mélange de fel & de glace pilée : la liqueur fe prend en glace, & tout l'art confifte à la brifer fans ceffe par des fecouffes répétées, d'où réfulte une cryftallifation confufe. Au refte pour la manipulation, on peut confulter l'art du diftillateur par M. du Buiffon.

Les fruits dont on veut faire des glaces doivent être choifis dans un état auffi fain que fi on vouloit les manger. On doit auffi garder une mefure dans la quantité. C'eft à quoi ne paroiffent pas penfer ceux qui s'amufant à fucer la fraîcheur agréable des glaces, s'empliffent l'eftomac d'une quantité indigeste de sucs de fruits mal choisis. (*Voyez l'article* Glace *de l'Encyclopédie*).

CHAP. XVIII, page 25. C'étoit-là l'épicuréïsme dont Plutarque n'étoit point partisan. Un de ses Traités est même dirigé contre Epicure. Cicéron n'en étoit pas plus ami. Mais en ne prenant dans cette doctrine que ce qui nous regarde nous voyons qu'elle annonce que « La nature » est ennemie de la douleur ; que cette mere commune » nous conduit à son but par le plaisir ; qu'il faut user » des voluptés comme de choses nécessaires ; mais qu'il » y faut de la tempérance pour éviter la douleur qui est » la suite de tout excès, & se tenir éloigné des affaires » publiques ».

C'étoit probablement cette derniere maxime qui avoit indisposé Plutarque & Cicéron. Ces esprits républicains ne pouvoient souffrir cette indifférence pour la chose publique.

« On a calomnié l'épicuréïsme sur la foi des stoïciens, » qui n'outroient que les choses dans lesquelles il y a de la » grandeur, comme le mépris de la mort, des richesses & » de la volupté », dit Montesquieu, mais qui enfin les outroient. Horace si fécond en traits, d'une raillerie fine & piquante ; mais qu'il est si difficile de citer en morale, parce qu'en courtisan adroit il ne se montre pas, & fait presque toujours lancer par un autre le trait qui déchire ; Horace, qui, en mettant aux prises le vicieux & l'honnête homme, le sot & l'homme d'esprit, cache sa véritable pensée dans les détours incertains du dialologisme, sans qu'on puisse toujours bien reconnoître aux dépens de qui son insouciante philosophie a voulu s'égayer ; Horace, dis-je, a fait tort à l'épicuréïsme par ce mot tant de fois cité : *epicuri de grege porcum*. On a cru qu'Epicure enseignoit aux hommes à faire consister le souverain bien

dans la volupté ; & c'eft pourtant de lui que l'auftere Juvenal emprunte cette maxime :

Sperne voluptates , nocet empta dolore voluptas.

Il me femble que cette doctrine avoit pour but : *Ufez ,
n'abufez point.* Comme Plutarque le fait entendre ici lui-
même , elle prêchoit la volupté & la tempérance : CETTE
VOLUPTÉ qui fit fi long-tems l'ame de la Grece ,
qu'Epicure donnoit en partage aux dieux , dont fon difci-
-ple Lucrece a fait le principe actif de l'Univers , qu'il
regardoit comme le feul gage de l'attachement à la vie :
nec nova vivendo procuditur ulla voluptas , dit-il , à la
vieilleffe pour lui apprendre à mourir : CETTE TEMPÉRANCE
dont cette même Grèce offre de fi beaux modeles , à laquelle Lucrece veut nous ramener par les peintures ef-
frayantes du délire de l'amour & de la fureur aveugle de
fes tranfports .... Concluons que fi nous voulons en
croire cette philofophie , nous ne nous refuferons point
les plaifirs , & que nous ferons tempérans pour l'intérêt
même de nos voluptés : *voluptates commendat rarior ufus.*

Ibid. (Lettres de Pline de la traduction de Sacy , édit.
in-4°, de 1722 , p. 236.
LETTRE XXVI A MAXIMUS). «« Ces jours
»» paffés , la maladie d'un de mes amis me fit faire cette
»» réflexion, que nous fommes fort gens de bien quand nous
» fommes malades. Car quel eft le malade que l'avarice ou
»» l'ambition tourmente ? Il n'eft plus enyvré d'amour ,
»» entêté d'honneurs ; il néglige le bien , & compte tou-
»» jours avoir affez du peu qu'il fe voit fur le point de quit-
»» ter. Il croit des dieux , & il fe fouvient qu'il eft homme ;
» il n'envie , il n'admire , il ne méprife la fortune de per-
» fonne. Les médifances ne lui font ni impreffion , ni

» plaifir ; toute fon imagination n'eft occupée que de
» bains & de fontaines.

» Tout ce qu'il fe propofe (s'il peut en échapper), c'eft
» de mener à l'avenir une vie douce & tranquille, une
» vie innocente & heureufe. Je puis donc vous faire ici à
» tous deux, en peu de mots, une leçon dont les philofo-
» phes font des volumes entiers. Perféverons à être tels
» pendant la fanté que nous nous propofons de devenir
» quand nous fommes malades. Adieu ».

Mais ce qui prouve encore plus démonftrativement la
propofition de Plutarque, c'eft l'exemple d'un des plus
grands philofophes du dernier fiecle (Pafcal). « L'accroif-
» fement des maux de Pafcal commença par un horrible
» mal de dents, qui lui ôtoit prefque entiérement le fom-
» meil. Durant l'une de fes longues veilles, le fouvenir de
» quelques problêmes touchant la *roulette*, vint travailler
» fon génie mathématique. Il avoit renoncé depuis long-
» tems aux fciences purement humaines ; mais la beauté de
» ces problêmes, & la néceffité de faire quelque diver-
» fion à fes douleurs par une forte application, le plonge-
» rent infenfiblement dans une recherche qu'il pouffa fi
» loin, qu'aujourd'hui même les découvertes qu'il y fit
» font comptées parmi les plus grands efforts de l'efprit
» humain.

» Dans les dernieres années de fa vie, il profitoit
» des courts intervalles où il lui reftoit quelque liberté
» d'efprit, pour s'occuper de fon ouvrage touchant la
» religion ; il écrivoit fes penfées fur les premiers mor-
» ceaux de papier qui lui tomboient fous la main ; ou
» bien, quand il ne pouvoit pas tenir lui-même la plume,
» il les dictoit à un domeftique intelligent. Ces fragmens
» furent recueillis après fa mort, & on y trouve des pen-
» fées d'une profondeur & d'une éloquence inimitable ».

(Difcours fur la vie & les ouvrages de Pafcal, pag. 71 & 85, tome 1, la Haye 1779).

CHAP. XXVII, page 42. Plutarque appelle *fuperfluités*, des réfidus de matieres nourricieres non affimilées. L'intempérance dans le manger, foit dans la quantité, foit par la qualité trop nourriffante des viandes, eft la caufe des crudités & indigeftions, & le foyer de beaucoup de maladies, *la pléthore humorale, la cachexie, les obftructions dans les vifcères & les fievres de divers genres, dont chaque vifcère eft la fource ; la fievre maligne*, qui le plus fouvent eft dûe à une fuite de mauvaifes digeftions & mille autres indifpofitions dont le caractere eft déterminé par des caufes diverfes pour chaque fujet, font toutes la fuite & la punition de l'intempérance. Si le vice étoit toujours dans les premieres voies, un léger purgatif fuffiroit pour corriger l'erreur de régime. Mais l'ouvrage de la digeftion ne s'arrête pas toujours-là, quelqu'une des autres coctions peut porter la peine. C'eft au Médecin, à qui l'expérience donne le fil qui le guide dans ces routes fi multipliées, d'y apporter le remede convenable. Le plus efficace étant toujours la diète ou abftinence ; c'eft auffi le meilleur préfervatif des maux qui font la fuite de l'intempérance.

CHAP. XXVIII, *Ibid.* La femence la plus précieufe de toutes nos humeurs, eft un écoulement de toutes les parties du corps, & la portion la plus élaborée & comme la fleur de la lymphe nourriciere. Par fon féjour dans les véficules féminales, elle acquiert encore une perfection qu'elle doit à l'énergie des parties contenantes, & à l'orgafme qu'excitent en elle les efprits animaux appellés par les défirs vénériens. Dans cet état fi on continue encore de la conferver, fa confiftence augmente ; devenue chaude, active, imprégnée de feu & de fluide vital elle éveille le besoin du coït. Alors la nature donne elle-même le signal du plaisir, alors les embraffemens font voluptueux & féconds, & l'acte vénérien, fi dangereux quand il eft trop répété, eft auffi falutaire qu'il eft impérieufement commandé par le befoin : *coitus rarius corpus excitat, frequens folvit.* Celfe.

De ces vives fecouffes, de ces irradiations voluptueufes, peut-être auffi du mélange des humeurs des deux fexes qui trouvent l'une pour l'autre un ferment néceffaire dans le coït, la matiere féminale reçoit un nouveau degré de force & d'activité. La femence ainfi caractérifée, devient, fi elle eft encore retenue, une fource de vigueur & de fanté. Reportée dans le fang, finon en fubftance, du moins quant à cette partie qu'on a appellée *aura feminalis, & fpiritus volatilis hircinus,* elle lui rend avec ufure les parties balfamiques dont il s'étoit dépouillé pour la former. Les folidés ftimulés par cet efprit actif ont des ofcillations plus fortes, & tous nos fluides s'enrichiffent des émanations de ce parfum animal. Une fanté ferme & conftante ; la jeuneffe prolongée, le *robur vegetum* confervé plus long-tems, les maladies plus rares ou plus faciles à guérir, & même des plaifirs mieux goûtés feront le fruit des privations que nous aurons fu nous impofer :

> . . . *Non ulla magis vires induftria firmat*
> *Quàm Venerem, & cœci ftimulos avertere amoris.*
>   Virgil. Georg.

Pour le danger des émiffions de femence trop fréquentes, voyez le tableau qu'en a fait l'*Onanifme.*

Mais la continence extrême a auffi fes inconvéniens. Afin de garder un jufte milieu, fouvenons-nous qu'il eft un ufage prudent des plaifirs, & qu'il ne faut jamais prévenir le befoin. Fuyons ces voluptés *qui defcendent de l'ame au corps*, comme dit notre auteur ; attendons dans le filence des paffions, que la nature ait parlé, & jufqu'à ce qu'elle ait fait entendre fa voix, évitons tout ce qui peut allumer des defirs.

> *Sed fugitare decet fimulachra & pabula amoris*
> *Abfterrere fibi.*
>   Lucret.

CHAP. XXIX, page 43. L'état des dents peut fervir à juger de la qualité des eaux : ainfi dans un pays dont les habitans auroient tous les dents gâtées, on pourroit conclure que les eaux qu'ils boivent font mal-faines. Mais comme l'eau de la mer répugne à boire, on ne conçoit pas comment elle pourroit être bonne pour les dents, à moins que ce ne fût en l'employant à fe laver la bouche, qualité qu'elle devroit au fel marin & à la petite quantité de fel de Glauber qu'elle tient en diffolution & qui la rendent déterfive.

CHAP. XXX, page 46. Les frictions dont les Anciens faifoient un très-grand ufage, (Voyez Galien, *de Sanitate tuendâ*) s'emploient ou comme remede, ou pour l'entretien de la fanté.

Les frictions font féches ou humides. Les frictions féches fe pratiquent avec des étoffes de laine, des broffes douces ou même la main nue. On les diftingue en friction légere, friction de moyenne force & friction très-forte. La friction légere n'a prefque aucun effet. La friction moyenne attire le fang dans la partie frottée, met le genre nerveux en ofcillation & eft propre à favorifer la nutrition du membre qui effuie cette opération. Cette forte de friction eft très-falutaire à ceux qui ne peuvent point prendre d'exercice. Ainfi c'eft une très-bonne pratique

que celle des perſonnes qui ſe font frotter tout le corps avec ce qu'on appelle les broſſes d'Angleterre.

La friction très-forte digere, atténue & dépouille. Elle eſt utile dans les engorgemens ſéreux & lymphatiques, & eſt très-propre à occaſionner une révulſion, ou lorſqu'on veut rappeller à la peau les humeurs répercutées.

Les frictions ſéches ont encore plus d'effet, ſi pour les pratiquer on ſe ſert d'étoffes de laine chauffées & parfumées de la vapeur du ſuccin ou de toute autre ſubſtance aromatique, ſelon la volonté du médecin.

Les frictions humides, graſſes ou onctueuſes, ſe pratiquent avec des corps gras ou aromatiques.

Les Anciens employoient ces dernières au ſortir des bains dans la vue de modérer l'excès de la tranſpiration, & quelquefois même avant le bain. Aujourd'hui elles ne ſervent qu'à introduire dans le corps quelques ſubſtances médicamenteuſes, comme dans les frictions mercurielles, ou lorſqu'on applique quelque onguent aromatique ou diſcuſſif ſur des foulures ou des engorgemens. (*Voyez dans l'Encyclopédie un excellent morceau ſur les* frictions).

CHAP. XXXIII, pag. 49. On peut voir dans le Traité de Mercurialis *de Gymnaſticâ veterum*, le détail des différentes opérations qui accompagnoient l'uſage des bains. Elles conſiſtoient en frictions faites avec des étoffes rudes ou moëlleuſes, avec la main ſéche ou huilée; à racler la peau avec des couteaux courbes en latin *ſtrigiles*, faits d'yvoire ou d'un métal particulier, à *maſſer* ou pétrir les membres & toutes les articulations pour leur donner de la ſoupleſſe; la fonction de ceux qu'on appelloit *alipta* ou *reunctores*, étoit d'oindre le corps de pommades aromatiques avant ou après le bain, leur effet étoit de modérer l'exceſſive tranſpiration que pouvoient cauſer les bains & les frictions.

Toute cette gymnaftique & les effets falutaires qu'elle produifoit font perdus pour nous. Ce n'eft point ici le lieu, & il n'eft peut-être pas encore tems d'examiner ce qu'on gagneroit à en rétablir l'ufage, auquel le linge, dont nous nous enveloppons jour & nuit, ne fupplée qu'imparfaitement. La différence du climat, un fyftême de vie différent en tout genre, l'induftrie bornée à préfent aux mains, quand les Anciens au contraire cherchoient par toutes fortes de moyens à rendre tout le corps agile & robufte, le trop de tems que ces exercices confumeroient, & bien des caufes morales devroient être pefées mûrement & modifier l'application qu'on pourroit faire du fyftême de l'ancienne gymnaftique à nos tems modernes.

En attendant, les bains de toute efpece que nous voyons s'établir à Paris, nous donnent lieu d'efpérer que la médecine s'enrichira de ceux de ces moyens qui font les plus propres au rétabliffement de la fanté.

La meilleure maniere de les prendre, eft d'y joindre l'exercice de la *natation*. Les mouvemens vifs & preffés du nageur, appliquent l'eau plus fortement à la fuperficie du corps, & la force de cet exercice ouvrant les pores, & raréfiant le fang, le met en état d'abforber la quantité du fluide aqueux dont il a befoin pour fe rafraîchir. Ceux qui ne favent point nager feront bien de fe remuer & de plonger de tems en tems. J'ai remarqué que les parties du corps qui, pendant le bain, étoient reftées à fec & expofées à l'air, acquéroient par-là une qualité abforbante, qui les rendoit l'hiver fuivant, le fiege des rhumes & des catharres.

Nous allons mettre ici fous les yeux de nos lecteurs la defcription des bains d'Egypte, par M. Savary, LETTRES SUR L'EGYPTE, Lett. XI, p. 124 & fuivantes.

« Les bains chauds, Monfieur, connus dès la plus » haute antiquité, & célébrés par Homère, le peintre

» des mœurs de son tems, ont conservé dans l'Egypte
» leur agrément & leur salubrité. Le besoin d'être propre
» dans un climat où l'on transpire abondamment, les a
» rendus nécessaires ; le bien aise qu'ils procurent, en con-
» serve l'usage ; Mahomet qui connoissoit leur utilité en
» a fait un précepte. La plupart des voyageurs les ont dé-
» crits superficiellement. L'habitude où je suis d'y aller
» m'ayant donné le loisir de les examiner avec attention,
» j'entrerai dans tous les détails propres à vous les faire
» bien connoître.

« Le premier appartement que l'on trouve en allant
» au bain, est une grande salle qui s'élève en forme de
» rotonde. Elle est ouverte au sommet, afin que l'air pur
» y circule librement. Une large estrade couverte d'un
» tapis, & divisée en compartimens, régne à l'entour,
» c'est-là que l'on dépose ses vêtemens. Au milieu de
» l'édifice, un jet d'eau qui jaillit d'un bassin récrée
» agréablement la vue.

» Quand on est deshabillé, on se ceint les reins d'une
» serviette, on prend des sandales, & l'on entre dans une
» allée étroite où la chaleur commence à se faire sentir.
» La porte se referme ; à vingt pas on en ouvre une
» seconde, & l'on suit une allée qui forme un angle
» droit avec la premiere. La chaleur augmente ; ceux qui
» craignent de s'exposer subitement à une plus forte dose,
» s'arrêtent dans une salle de marbre qui précède le bain,
» proprement dit. Ce bain est un appartement spacieux &
» voûté. Il est pavé & revêtu de marbre, quatre cabinets
» l'environnent. La vapeur sans cesse renaissante d'une
» fontaine & d'un bassin d'eau chaude, s'y mêle aux
» parfums qu'on y brûle. Les personnes qui prennent le
» bain, sont couchées sur un drap étendu, ont la tête
» appuyée sur un petit coussin, & se mettent librement

» dans toutes les postures qui leur conviennent. Cependant
» un nuage de vapeurs odorantes les enveloppe & pénètre
» dans tous les pores.

» Lorsque l'on a reposé quelque temps, qu'une douce
» moiteur s'est répandue dans tout le corps, un serviteur
» vient, vous presse mollement, vous retourne ; & quand
» les membres sont devenus souples & flexibles, il fait
» craquer les jointures sans effort. Il masse & semble
» pétrir la chair sans que l'on éprouve la plus légère
» douleur.

» Cette opération finie, il s'arme d'un gant d'étoffe,
» & vous frotte longtemps. Pendant ce travail, il détache
» du corps du patient tout en nage, des espèces d'écailles,
» & enlève jusqu'aux saletés imperceptibles qui bouchent
» les pores. La peau devient douce & unie comme le
» satin. Il vous conduit ensuite dans un cabinet, vous
» verse de l'écume de savon parfumé, & se retire.

» Le cabinet où l'on a été conduit offre un bassin
» avec deux robinets, l'un pour l'eau froide & l'autre
» pour l'eau chaude. On s'y lave soi-même, bientôt
» le serviteur revient avec une pomade épilatoire, qui
» dans un instant & sans la plus légère douleur, fait
» tomber le poil aux endroits où on l'applique.

» Quand on est bien lavé, bien purifié, on s'enveloppe
» de linges chauds, & l'on suit le guide à travers les
» détours qui conduisent à l'appartement extérieur. Ce
» passage insensible du chaud au froid empêche qu'on
» en soit incommodé. Arrivé sur l'estrade on trouve un
» lit préparé, à peine y est-on couché qu'un enfant vient
» presser de ses doigts délicats toutes les parties du corps,
» afin de les sécher parfaitement. On change une seconde
» fois de linge, & l'enfant rape legèrement avec la pierre
» ponce les calus des pieds. Il apporte la pipe & le caffé moka.

» Tels

› Tels font, Monfieur, les bains [1] dont les Anciens
› recommandoient fi fort l'ufage, & dont les Egyptiens
› font encore leurs délices. C'eft-là qu'ils préviennent ou
› font difparoître les rhumatifmes, les catarres, & les
› maladies de la peau qui ont pour principe le défaut
› de tranfpiration. C'eft là qu'ils guériffent radicalement
› ce mal funefte qui attaque les fources de la génération,
› & dont le remede eft fi dangereux en Europe [2]. C'eft-là
› qu'ils fe défont du mal-aife fi ordinaire aux autres
› nations, qui n'ont pas autant de foin d'entretenir la
› propreté de leurs corps ›.

CHAP. XXXV, p. 51. Le fromage, obferve M. Lémery, eft la partie du lait la plus groffiere & la plus compacte : il nourrit beaucoup. On ne doit cependant pas l'exclure tout-à-fait des tables, quand il n'eft ni trop vieux, ni trop nouveau : il produit même de bons effets, étant pris en petite quantité, fuivant ce proverbe latin,

Cafeus ille bonus quem dat avara manus.

Traité des alimens. Troifieme édit. p. 100.

Quant aux œufs durs, ils font toujours d'une très-difficile digeftion. L'œuf pour procurer les bons effets

[1] Un bain avec toutes ces préparations me coûtoit trois livres. Les gens du peuple ne font pas tant de façons : ils vont fimplement fuer dans l'étuve, fe lavent eux-mêmes, & donnent trois ou quatre fols en fortant.

[2] « M. de Tournefort qui avoit pris des bains de vapeurs à Conftantinople, où l'on eft bien moins recherché qu'au grand Caire, penfe qu'ils nuifent à la poitrine. C'eft une erreur qu'une plus longue habitude lui eut fait reconnoître. Il n'eft point de peuple qui en faffe un plus fréquent ufage que les Egyptiens, & il n'en eft point où les poitrinaires foient plus rares. La pulmonie leur eft prefque inconnue ».

qui lui font propres, ne doit être ni glaireux, ni dur, mais frais & d'une fubftance molle & humide. L'école de Salerne dit :

Si fumas ovum, molle fit atque novum.

L'Epicurien Catius veut qu'on ne ferve que des œufs longs & blancs :

Longa quibus facies ovis erit, illa memento,
Ut fucci melioris, & ut magis alba rotundis
ponere.
Horat. Sat. II. 4.

C'eft ce qui a donné lieu probablement à ce précepte fi connu :

Regula presbyteri jubet hoc pro lege teneri,
Quod bona fint ova, candida, longa, nova.

Je ne fais ce qui a pu déterminer Plutarque à condamner l'ufage des figues féches. On éprouve tous les jours les plus heureux effets de l'ufage de ce fruit; & Galien ne fe permettoit entre les fruits que les figues & les raifins fecs.

CHAP. XXXVI. p. 52. Plutarque ne fixe point quelle nourriture eft la plus convenable. Il confent à l'ufage de la viande, en confeillant de préférer l'ufage des végétaux. On peut appliquer à cette incertitude ce vers de Juvenal :

Non cogente quidem, fed nec prohibente tribuno.

Les médecins qui doivent mettre moins d'indécifion dans leurs préceptes, prefcrivent la diète mixte, c'eft-à-dire, celle où l'alkalefcence & la tendance à la putridité des viandes font tempérées par l'acefcence végétale.

Les matieres animales réparent plutôt & plus abondamment les pertes journalieres de la vie. Les alimens

qu'elles fourniffent font plus voifins de l'affimilation , en
raifon de ce que ces matieres font plus ou moins anima-
lifées. La chair des animaux carnaffiers a des fucs trop
exaltés , & une odeur *vireufe* qui en interdit l'ufage. Les
animaux herbivores offrent l'aliment le plus convenable.
Mais la viande mangée feule ou en trop grande quantité ,
nourrit trop , caufe des tranfpirations exceffives , force le
fang & le difpofe aux maladies inflammatoires & putrides ;
les végétaux moins élaborés font plus tempérans. Mêlés à
la viande ils en modèrent la putrefcence ; comme ils nour-
riffent moins ils fourniffent une plus grande quantité d'ex-
crémens. C'eft par cette derniere propriété qu'en général
ils font raffraîchiffans & entretiennent la liberté du ventre ;
parce que la maffe excrémenteufe plus confidérable , ouvre
& développe le canal inteftinal , le met en équilibre , &
facilite la circulation du fang dans les vaiffeaux du bas-
ventre. Ils ont de plus l'avantage de flatter le goût par
une plus grande variété de faveurs , d'avoir des propriétés
médicamenteufes analogues à l'intempérie de chaque faifon ,
& à la difpofition actuelle du corps, & d'être offerts par la
nature dans un état plus fain & plus conftant que celui
des animaux.

La diète mixte convient à prefque tous les tempéramens. La diète purement animale eft moins dangereufe
pour les tempéramens phlegmatiques. Les tempéramens
bilieux s'accommodent mieux de la diète végétale. En
général les proportions à obferver dans le mélange de ces
deux régimes, doivent fe prendre de l'âge , du tempéra-
ment , du genre de vie , des difpofitions morbifiques &
d'un nombre de confidérations particulieres trop grand
pour nous permettre les détails.

C'eft auffi par ces confidérations qu'il faut choifir les
alimens fuivant les claffes qu'en faifoient les Anciens.

Ils les diftinguoient en ce qu'ils appelloient aliment foible (*alimentum imbecillum*), aliment moyen (*alimentum media natura*), & aliment très-fort (*alimentum valentiffimum*). Sur quoi nous obferverons que la préparation fait quelquefois paffer un aliment d'une claffe dans un autre : c'eft ainfi que les œufs à la coque (*ova forbilia*) qui ne donnent qu'un aliment léger, donnent un aliment très-fort s'ils font durcis (*ova ad duritiem côcta*).

Relativement au corps qu'ils doivent nourrir, Hippocrate diftinguoit les alimens, ou plutôt trois périodes différentes de la nutrition, en ce qu'il appelloit *alimentum nutriens ; alimentum quafi - nutriens ; alimentum quod nutriturum eft*. L'*alimentum nutriens*, eft la matiere nourriciere affimilée & convertie en notre propre fubftance. L'*alimentum quafi-nutriens* eft cette même matiere lorfqu'elle n'eft encore que du fang ; & le *quod-nutriturum eft* marque le moment où ils arrivent dans l'eftomac.

Les modernes ont éclairci cette doctrine. Ils diftinguent trois fortes de digeftions : celle des premieres voies, c'eft-à-dire, de l'eftomac & des inteftins dont le réfultat eft le chyle ; celle des fecondes voies ou des vaiffeaux fanguins dont l'action convertit le chyle en nouveau fang ; & la troifieme eft l'affimilation ou application de la lymphe nourriciere aux parties qu'elle doit réparer, ce qui conftitue la nutrition proprement dite. Quelques-uns regardent les fécrétions comme une quatrieme digeftion, & quoiqu'à proprement parler elles n'en foient point une, on peut lui conferver ce titre à caufe des remarques utiles, que ces quatre digeftions vont nous fournir.

Il eft on ne peut pas plus important de furveiller la premiere digeftion, foit par le choix & la quantité des alimens, foit en fe mettant dans les conditions les plus propres à bien digérer ; parce que jamais les vices de la premiere

digeſtion , ne ſe réparent dans la ſeconde ; & que toujours
les vices de la ſeconde influent ſur la troiſieme, c'eſt-
à-dire , qu'un mauvais chyle ne produira jamais qu'un
mauvais ſang , celui-ci communiquera à toute l'œconomie
animale ſes mauvaiſes qualités. De là naîtront des ſécré-
tions vicieuſes. La bilé , la ſalive , les ſucs gaſtriques &
toutes les humeurs digeſtives ; tenant un mauvais caractère
du ſang qui les a fournies , reviendront à leur tour frapper
ſur la premiere digeſtion qui ſuivra : d'où réſulte un cercle
actif de cauſes & d'effets, ſource féconde de beaucoup de
maladies.

CHAP. XXXVII, page 53. Le lait , étant un chyle
tout fait , eſt trop nourriſſant pour être un breuvage
abondant ; & il n'en faut uſer que comme de toute autre
nourriture.

Comme le lait, le chyle eſt une émulſion, c'eſt-à-dire ;
une partie huileuſe unie à l'eau par l'intermede d'une
ſubſtance ſaline. Tous les deux ſont la matiere immédiate
de la nutrition. Portés au poulmon par la veine ſouclaviere
ils ſont verſés dans le ſang, pour y ſubir l'aſſimilation au
ſang ou l'hématoſe. Et quoique le lait ne ſoit pas auſſi
nutritif que le chyle , il eſt toujours imprudent de s'emplir
d'une grande quantité de ce fluide , comme le font certaines perſonnes qui ſe laiſſent trop aller à la douceur de
ce breuvage. Les maux qui réſultent de cet excès, ſont ,
outre le relâchement de l'eſtomac , l'INDIGESTION dans
les ſecondes voies, par la préſence d'une quantité de fluide
nourricier trop grande pour être aſſimilé ; LA CRUDITÉ DES
HUMEURS, par la propriété chyleuſe du lait, qui le fait entrer tout de ſuite dans les vaiſſeaux lactés , ſans avoir ſubi le
travail de l'eſtomac & le mélange des ſucs gaſtriques ; en
un mot DES DIARRHÉES qui ont pour cauſe l'atonie , &

les craffes glaireufes que le lait dépofe fur l'eftomac.
Ces raifons & celles qui tiennent à fa nature d'aliment
font une loi de n'en ufer que dans les proportions, & les
tems indiqués par le befoin ou les maladies.

Ibid. p. 54. Il y a dans le Grec κỳ ὄψων ἀσιχχότατον,
c'eft-à-dire, de tous les alimens le plus convenable à la
nutrition. Plutarque ajoute, pourvu qu'il foit *bien trempé
& mêlé avec tems opportun.* Le grec dit proprement, *pourvu
qu'il tienne fon jufte mélange de l'opportunité plutôt que
de l'eau.* Il veut par-là dire qu'on doit y mettre l'eau dans
de juftes proportions, fans y fuivre les regles fuperftitieufes
qui étoient obfervées. « Les Anciens redoutoient l'ufage du
» vin pur, il les animoit au point de les rendre furieux.
» Les Grecs & fur-tout les Athéniens tempéroient la forcé
» du vin en y mêlant deux, trois, jufqu'à cinq parties d'eau,
» ainfi que le dit Plutarque lui-même dans les *propos de
» table.* La fable d'Orphée déchiré par les Bacchantes,
» les tigres & les lions attelés au char de Bacchus, ne
» font que des defcriptions allégoriques des effets du vin
» fur le corps & l'efprit des Grecs, qui, lorfqu'ils le bu-
» voient pur, fe livroient aux excès les plus furieux les uns
» contre les autres ». *Note fur Alciphron.* C'eft le vin pur
qu'Horace redoute quand il s'écrie : *parce liber, parce gravi
metuende thyrfo;* jamais il ne prend fa coupe fans invoquer
les nymphes; la fontaine de Bandufie reçoit fes hommages
comme les côteaux heureux qui lui verfent le Falerne.
Une feule fois il femble demander du vin pur.

Les lettres d'Alciphron que nous avons citées plus haut,
mettent l'obligation de boire le vin pur, au nombre des
avanies que l'infolence des patrons faifoit effuyer à la
baffeffe des parafytes.

Le premier élan de Pindare eft un éloge de l'eau ἄριστον

μὲν ὕδωρ. Un distique ancien assez plat, nous montre au moins que communément l'eau étoit mêlée au vin en plus grande quantité que ce dernier :

> *In cratere mea Thetis est conjuncta Lyæo*
> *Et dea mixta deo, sed dea major eo.*

Enfin, le vin pur, le *potare merum*, étoit réservé pour la grande débauche.

Mais quels étoient donc ces vins qu'ils redoutoient tant ? Nos modernes buveurs les craindroient-ils à ce point, eux que l'eau-de-vie, les ratafiats & les esprits ardens tout purs n'effraient pas ? Pourquoi ces Grecs & ces Romains, en qui nous admirons toutes les sortes de courage, n'avoient-ils pas celui d'affronter l'ivresse ? C'est qu'ils n'en avoient pas besoin, c'est qu'ils n'avoient rien à y gagner & tout à y perdre. Un concours de causes physiques & morales avoit fait des Grecs le peuple le plus ingénieux. Toutes les qualités de l'esprit, il les possédoit au plus haut point : un degré d'exaltation de plus, c'étoit de la folie.

S'agit-il de la force du corps que le vin paroît propre à entretenir & augmenter ? Le problême est bientôt résolu. Voyez le soldat Romain qui n'avoit pour boisson que ce qu'on appelloit *posca*, (c'étoit du vinaigre dans de l'eau), il suffisoit aux travaux militaires les plus rudes.

J'ai étendu cette observation, parce qu'il m'a semblé que l'usage du vin marquoit un grand trait dans un parallele suivi de ces tems avec nos tems modernes ; & qu'on en peut conclure que l'ivresse, outre les causes morales qui la doivent faire proscrire, est une jouissance fausse & dangereuse.

Quoique nos vins ordinaires n'aient pas le feu des vins

Grecs, ce n'eſt de même qu'en les coupant d'eau qu'ils peuvent être de tous les aſſaiſonnemens le plus favorable à la nutrition : trop purs ou trop généreux, ils aſſourdiſſent la faveur des alimens;

Fervida nam nimis exſurdant vina palatum. Hot.

ils diminuent l'appétit en reſſerrant trop l'eſtomac par leur vertu tonique, & nuiſent à la digeſtion en lui donnant un caractere de fermentation aigre, s'ils ſont pris en trop grande quantité.

Sur les différentes qualités & l'emploi médical des vins anciens on peut conſulter Baccius *de vinis*, & Galien, l. 12, *de Methodo medendi*, & l. 5, *de Sanitate tuendâ*.

CHAP. XXXVIII, page 56. Les grandes fatigues ſuivies d'épuiſement donnent à la fibre un érétiſme ſec, au ſang une diſpoſition inflammatoire, & une ſéchereſſe due à l'avolation des parties les plus ſéreuſes. Le vin pris dans cet état augmenteroit encore le mal; l'eau par ſa qualité humectante paroît y mieux convenir ſoit priſe intérieurement, ſoit appliquée extérieurement par des bains du corps. On connoît par la Bible l'uſage qu'avoient les Patriarches de laver les pieds aux voyageurs : & les peuples méridionaux trouvent un excellent remede & même un cordial qui répare les forces accablées par une chaleur exceſſive, dans les boiſſons aqueuſes & aigrelettes faites avec les oranges, les citrons & les cédrats. La ſeule précaution à prendre, c'eſt d'éviter de boire trop frais quand le corps eſt fort échauffé.

CHAP. XXXIX, *ibid.* Il n'y a point de doute que les Lydiens aient pu charmer les horreurs de la famine par les fons de la mufique. Cet art enchanteur n'eft pas moins utile à l'opulente fuperfluité. La pompe harmonieufe appellée dans les feftins fufpend ou modère par des diftractions agréables, les excès de l'intempérance. Mais que fera le philofophe dans fon repas frugal, d'une lyre, d'un livre, ou d'un compas ? qu'il s'en ferve, à la bonne heure, quand il voudra impofer filence à fon appétit & garder la fobriété. Hors de cela il n'eft pas mal de penfer un peu à ce qu'on mange. Cette réflexion & un peu de fenfualité font venir l'eau à la bouche, c'eft-à-dire, que les glandes buccales entrent en érection, la falive coule abondamment, & on en digère mieux. Enfin, à moins d'être preffé de philofopher, laiffons-là toute autre occupation, & faifons comme les animaux, nos maîtres en bien des chofes, qui ruminent & mangent à leur aife : *age quod agis.*

CHAP. XLII, page 60. Ce qui eft ici appellé fouper, *cæna*, chez les Romains étoit le principal repas des Anciens, comme pour nous le dîner. C'eft une maxime fort faine que celle qui prefcrit d'éviter alors les grandes contentions d'efprit qui détournent de l'eftomac les forces vitales que la nature y appelle pour la digeftion. Quant à la nature des queftions qu'il y faut agiter, je crois qu'il n'eft pas néceffaire de les choifir, les difpofitions des convives étant trop variées. Chez l'un l'équilibre de l'eftomac éveillera l'imagination ; dans un autre la compreffion de l'aorte amenera la pente au fommeil ; celui-ci, riche & fécond en idées fournira beaucoup à la converfation : celui-là tout entier à fa digeftion ne penfera point & n'en fera que plus parfait animal felon l'expreffion de J. J. Rouffeau. Ce qui convient le mieux alors c'eft un entretien libre fans contrainte & fans engagement, un babil aimable, une indulgence extrême & qui fied fi bien à des amis que la même table a raſſemblés. Mais les vrais amis n'ont pas beſoin de regles, ni qu'on leur donne la meſure des queſtions de table. La ſeule qu'on puiſſe preſcrire à ce propos, c'eſt d'éviter de partager ſes repas avec tout convive fâcheux ou mépriſable, rien n'étant plus contraire à une bonne digeſtion.

CHAP. XLIII, p. 62. Il y a dans le Grec : *& la meſure du tems propre ou de l'opportunité, eſt l'affaiſ-ſement inſenſible & le conſentement de la maſſe alimen-taire, avec force & ſupériorité de la coétion.* Il n'eſt point là queſtion d'haleine, & Amyot n'a pas marqué, comme le porte le texte, le moment précis où finit le premier période de la digeſtion. Dans ce premier période l'eſtomac eſt tendu, la chaleur naturelle ſe retire des extrêmités vers l'eſtomac, & la maſſe alimentaire ſemble y être pour quelque tems un poids étranger. Bientôt cette maſſe s'affaiſſe, Plutarque ajoute avec raiſon *inſen-ſiblement*, (ἀρτέμα ϗ συμπνεύσης) ; parce qu'un affaiſſement ou une digeſtion trop rapide ſeroit un mal, & provient ſouvent d'une diſpoſition morbifique.

CHAP. XLIV, *ibid.* Ce paſſage juſqu'à ces mots, *au demeurant*, nous offre deux queſtions. Eſt-ce le repos qui convient après le repas ? Eſt-ce le mouvement ? Le ſommeil eſt-il bon ou nuiſible ? Sur la premiere de ces queſtions je ſerois de l'avis de Plutarque, qu'il faut reſter en repos ; & la nature ſemble l'indiquer par l'inaptitude au mouvement que nous éprouvons dans le premier période de la digeſtion, d'autant plus que les propos gracieux & plaiſans que notre auteur conſeille, ſont auſſi une eſ-pece d'exercice : car, pour le dire en paſſant, l'exercice de l'eſprit en eſt un pour le corps, il lui eſt auſſi ſalutaire que ceux qui lui font propres, pourvu que comme tous les autres il foit contenu dans de juftes bornes.

La feconde queftion, celle du fommeil, fembleroit décidée pour la négative par la premiere, fi l'ufage des peuples méridionaux n'y étoit contraire. L'habitude de dormir après le repas n'eft point blâmée par les médecins, qui n'y trouvent aucun inconvénient pour ceux qui y font accoutumés; parce que ce befoin fi fouvent contredit n'a pu naître chez eux que par des caufes qui l'excufent, & exigent de le fatisfaire. Cette habitude eft même falutaire aux pulmoniques : le fommeil calme chez eux la fougue de la digeftion & la petite fievre après le dîner, à laquelle ces malades font fujets. Les autres feront bien de s'en abftenir, parce que le fommeil apporte du refroidiffement & relâche les forces, quand il eft pris hors du tems prefcrit par la nature.

On pourroit encore demander quel régime il faut tenir après fouper. Les médecins confeillent de fe mettre au lit auffi-tôt, ou fi l'on en eft empêché, d'attendre affez de tems pour que la digeftion foit affez avancée, & ne puiffe plus éprouver de trouble notable du changement de pofition de l'eftomac, bien différente dans un homme couché, de celle qu'il a dans celui qui eft debout.

CHAP. XLVI, p. 65. Les anciens, pour exciter le vomiffement, employoient l'eau mêlée d'huile, le miel ou l'eau miellée, le bulbe du narciffe & l'ellébore blanc. Plutarque ne veut point de drogues médicinales, & alors on ne peut obtenir le vomiffement que par l'eau tiède, ou par la titillation du pharynx. Pour guérir la réplétion, il ne veut que la diète & l'eau. L'un délaie les humeurs, & entraîne au dehors tout ce qui eft impur & nuifible, pendant que par la diète l'action fyftaltique des vaiffeaux continue de battre & d'affimiler, d'où réfulte une coction naturelle, fans *avortement*, fuivant l'expreffion de Plutarque, & fans drogues médicinales, dont l'ufage comme celui des alimens comporte une fobriété qu'il y faut obferver.

CHAP. XLIX, p. 69. Ce paffage & ce qui le précède recommande la vie active, occupée, entremêlée d'affaires : & ce précepte eft utile non-feulement pour ce qui regarde l'exercice du corps, car les forces qu'on laiffe oifives, fe perdent ; mais auffi parce qu'il recommande l'activité de l'ame, dont l'énergie eft néceffaire au bien-être du corps. Ce propos vulgaire de certaines perfonnes qui difent qu'elles n'ont pas le tems d'être malades, a du fens & de la vérité ; & Plutarque dit auffi plus bas *d'un fort homme de bien & vaillant qui mourut en fon lit de maladie : comment a cet homme eu loifir de mourir entre tant d'affaires ?*

L'ame dans l'homme, & l'inftinct dans les animaux, font, pour le corps, des moteurs toujours agiffants ; & cela eft vrai même des brutes les plus ftupides ; *Anima fui pro fale data*, dit Cléanthe, cité par Varron. Or ce principe contribuant avec tous les autres à produire cette action qu'on appelle la vie, ne doit jamais ceffer d'influer dans l'effet qu'il fert à produire pour fa part.

L'exercice de l'efprit en eft fi bien un pour le corps, qu'après une étude appliquée de plufieurs heures de fuite, on a quelquefois vu difparoître de petites indifpofitions qui n'étoient dues qu'à la langueur de l'ame. Mais cet exercice a fes bornes comme tous les autres, & s'il eft porté trop loin, il peut aller jufqu'à l'épuifement du corps, & amene autant le befoin de le réparer par des alimens fubftantiels, que par le repos de l'efprit.

Hippocrate met la méditation au rang des exercices, quand il l'appelle une promenade de l'ame : ψυχῆς περίπατος. Lib. épidem. sect. 5.

Les anciens ne séparoient point les exercices du corps, de ceux de l'ame. Les gymnases rassembloient les philosophes & les lutteurs ; & la même expression, *exercitatio* y désignoit leurs exercices différens. L'académie de Platon, les portiques ou galeries de Zénon, les jardins d'Epicure, & le lycée d'Aristote sont des témoignages certains que les plus grands philosophes de la Grece exerçoient leur profession en se promenant.

Il est utile de prendre quelquefois ces deux exercices ensemble. Celui de l'esprit trompe agréablement sur la fatigue du corps,

Molliter austerum studio fallente laborem.

& le mouvement du corps éveille l'imagination.

Les passions sont à l'ame ce que les efforts violens sont au corps : elles agissent fortement sur lui. C'est à leur effervescence qu'il doit cette variété de dispositions qu'il éprouve, & qu'il lui est nécessaire d'éprouver continuellement, parce que sans elles il tomberoit bientôt dans la langueur. La sagesse doit les diriger & non les détruire. La transpiration & l'éveil des fonctions sont le fruit des orages qu'elles excitent. Cette double réaction, cette lutte de l'ame & du corps, comme une mer orageuse a ses tempêtes qui en purifient les flots. Que l'homme ne les craigne donc pas ; car il faut dans la vie, pour le bien même de la santé, essuyer quelquefois des traverses, des contradictions, passer de la crainte à l'espoir, du plaisir à la douleur, éprouver une variété d'affections qui éloigne la morne apathie ; c'est le vent frais qui fait aller le vaisseau.

Rousseau nous offre un trait d'une philosophie aussi profonde dans son ode à M. d'Ussé :

> Non que ta sagesse endormie
> Au sein de tes prospérités,
> Eût besoin d'être raffermie
> Par des dures fatalités ;
> Ni que ta vertu peu fidele
> Eût jamais choisi pour modele
> Ce fou superbe & ténébreux,
> Qui gonflé d'une fierté basse,
> *N'a jamais eu d'autre disgrace*
> *Que de n'être point malheureux.*

CHAP. LIV, p. 74. Faire un sage emploi de ses forces, être modéré en tout, voilà en quel sens chacun peut & doit être son propre médecin, ou plutôt, voilà le moyen de se passer de médecine. Mais est-on malade, ou craint-on de le devenir, la raison veut que l'on ait recours aux conseils de l'homme, qui est dépositaire de l'expérience de tous les siécles. Eh ! comment chacun seroit-il son propre médecin ? L'entendement seroit-il sain quand le corps est malade ? Qui osera se flatter de conserver sa présence d'esprit dans les angoisses, dans la douleur ? Les médecins eux-mêmes, chez qui la prudence est une vertu d'habitude, n'osent alors se confier à leurs propres lumieres.

CHAP. LV, p. 75. Ce que Plutarque conseille, de se tâter le pouls de tems à autre, ne peut tout au plus servir que pour juger en gros si l'on auroit la fievre. Les connoissances du pouls sont si détaillées, & elles demandent un tact si exercé qu'on fera mieux de consulter le médecin. Ajoutons qu'on ne se porte jamais à se tâter le pouls, qu'avec la prévention qu'on est malade. Les médecins eux-mêmes savent si bien que cette prévention altère le pouls, & suffit pour donner une fievre instantanée, qu'ils ne s'en tiennent pas à un premier examen, mais y reviennent à plusieurs reprises, pour laisser dissiper l'impression que leur présence fait sur le malade.

CHAP. LVII, p. 77. *Il est de la plus grande conséquence de savoir accommoder proprement à une chacune saison sa maniere de vivre.* Les préceptes sur cet objet sont aussi multipliés, que peuvent l'être les différentes vicissitudes des saisons, & les nuances infinies dans les tempéramens. C'est pourquoi nous n'entamerons pas une question qui nous meneroit au-delà du but que nous nous sommes proposés. D'ailleurs on peut consulter sur cela tous les traités d'hygiène, qui sont en très-grand nombre, & entr'autres l'ouvrage de M. Lorry, sur le choix des alimens.

F I N.

APPROBATION.

J'ai lu par ordre de Monseigneur le Garde des Sceaux, *le Traité de Plutarque concernant les Règles & Préceptes de Santé*, de la Traduction d'Amyot, avec des Notes & des Observations qui m'ont paru intéressantes ; & je n'ai rien trouvé qui puisse en empêcher la publication. A Paris, le 31 Octobre 1785.

BEJOT.

N. B. Le Privilege sera imprimé à la fin des Œuvres de Plutarque.

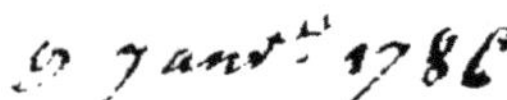

DE L'IMPRIMERIE DE PH.-D. PIERRES,
Premier Imprimeur Ordinaire du Roi, &c.

www.ingramcontent.com/pod-product-compliance
Ingram Content Group UK Ltd.
Pitfield, Milton Keynes, MK11 3LW, UK
UKHW020307130726
13696UKWH00003B/915